Ernährung und Gesundheit

Materialien für die Grundschule (1.– 4. Klasse)

von

Gerhard Dallmann
Gisela Meißner
Klaus Meißner

Herausgegeben von der Bundeszentrale
für gesundheitliche Aufklärung, Köln

Ernst Klett Schulbuchverlag
Stuttgart Düsseldorf Berlin Leipzig

Reihe: **Gesundheitserziehung und Schule**
Herausgegeben von der Bundeszentrale
für gesundheitliche Aufklärung, Köln,
im Auftrage des Bundesministeriums für Gesundheit, Bonn

Autoren: **Gerhard Dallmann,** Wissenschaftlicher Direktor am Pädagogischen Zentrum Berlin (i.R.)

Gisela Meißner, Schulleiterin

Prof. Dipl.-Psych. Klaus Meißner, Berliner Institut für Lehrerfort- und -weiterbildung und Schulentwicklung (BIL)

Gesine Bahnsen, Dipl.-Ökotrophologin, Leitende Ernährungsberaterin der Deutschen Gesellschaft für Ernährung (DGE), Sektion Berlin
(2. Kapitel und Sachinformationen)

Wiss. Beratung: **Prof. Dr. med. Helmut Rottka,** Leiter der Sektion Berlin der Deutschen Gesellschaft für Ernährung (DGE)

An der Entwicklung und Erprobung der Unterrichtsmaterialien waren beteiligt:

Jutta Becker
Angelika Dee
Angelika Döring
Karin Dutschke
Heike Fischer
Dagmar Fuchs
Lutz Geburtig
Regina Geske
Sabine Gern
Heike Giersch
Rosemarie Grunert
Gabriele Hohlbein
Ursula Horváth
Manuela Knüpfer
Renate Kolbe
Martina Lange
Kirsten Lauritzen
Kathrin Lobeck
Christel Mühlau
Helga Niekrens
Elke Nierich
Marianne Quell-Altemeier
Heike Reuter
Andrea Schmelz
Sabine Schneider
Linde Tölke

Gestaltung der graphischen Medien: **Erich Rauschenbach,** Berlin
Susann Lohse, Berlin

Gesamtleitung des Projektes von seiten der Bundeszentrale für gesundheitliche Aufklärung: **Alfred Pommerenke,** Regierungsdirektor

1. Auflage
Die letzte Zahl bezeichnet das Jahr dieses Druckes.

1 5 4 3 2 1 | 1999 98 97 96 95

Satz: Fotosatz Böhm GmbH, Köln
Druck: Druckhaus Kaufmann, Lahr
Gedruckt auf Recyclingpapier.
ISBN 3-12-990760-2

Inhaltsverzeichnis

1. Einführung

1.1 Ernährungserziehung und Schule

Innerhalb der Gesellschaft besteht eine zunehmende Tendenz der Sensibilisierung zu Fragen der Gesundheit. Sich gesund zu verhalten, wird vielseits als wichtiger Wert anerkannt, wie z.B. der Boom der Fitneßstudios und bestimmte Angebote der Freizeitindustrie verdeutlichen (HAUG, CH., V. 1991). Der Bewußtseinswandel ist jedoch nicht durchgängig. Gesundes Essen und Trinken besitzen in der Gesellschaft nach wie vor einen relativ geringen Stellenwert. „Niedrige Preise sind wesentlichere Entscheidungskriterien als Güteeigenschaften. Der Trend zum Essen nebenher und 'auf die Schnelle' verstärkt sich. Lebensmittel werden mißbraucht zur Belohnung und zur Beruhigung, sie werden degradiert zu Suchtmitteln. Essen und Trinken sind zwar tagtägliches Muß, aber in kaum einem anderen Lebensgebiet gibt es so viel Fremdheit, Uninformiertheit und Nichtkönnen ... . Die Ernährungssituation in privaten Haushalten ist häufig gekennzeichnet durch Hetze am Morgen, und beim Fernsehen wird das Abendessen eingenommen. Für die ernährungsphysiologische adäquate Auswahl und Zubereitung der Nahrung fehlen weitgehend akzeptable Orientierungsmaßstäbe, tragfähige Kenntnisse und solides Können. Eher zufällige Informationsangebote, Geschmackspräferenzen, situative Gegebenheiten bestimmen die Ernährung des einzelnen und die der Gruppe, ohne daß ein stimmiges und begründetes Konzept dadurch verwirklicht würde." (JOOSTEN, B., 1993, 232 f.)

Selbst wenn in der Gesellschaft ein hoher Informationsstand über eine gesunde Ernährung verbreitet wäre, könnte nicht unbedingt damit gerechnet werden, daß die Individuen ihr Verhalten daran orientierten. Forschungen über das Gesundheitsverhalten haben ergeben, daß zwischen dem Gesundheitswissen und dem faktisch ausgeübten Gesundheitsverhalten nur eine geringe Übereinstimmung besteht. Selbst das Gesundheitswissen und die auf Befragung geäußerten Gesundheitseinstellungen stimmen nur zum Teil überein (SCHNEIDER, V., 1993). Dies hängt zusammen mit bereits in der Kindheit erworbenen Wertorientierungen, die selbst noch Einstellungen und Verhaltensweisen im Erwachsenenalter stark beeinflussen. „Aus der Sozialisations- und Erziehungsforschung ist bekannt, daß Grundeinstellungen und -wertungen vor allem in den Kindheitsjahren, in der primären Mitweltgruppe, in der Regel im privaten Haushalt, in einer Weise geprägt werden, die danach nur schwerlich zu verändern sind. Auch die Kleingruppe ist in ihren Verhaltensdispositionen eingebunden in die Konstellation der Bedingungen von Umwelt und Mitwelt; in ihrem Lebensstil dokumentieren sich im Rahmen der Spielräume gruppenspezifische Wertsetzungen und Rangordnungen. Sie sind mehr oder weniger bewußt begründet." (JOOSTEN, B., 1993, 230)

Aus alledem ergibt sich: Wer für eine stärkere Ausbreitung eines gesunden Ernährungsverhaltens in der Gesellschaft eintritt, muß sich darum bemühen, in den Prozeß des frühen Erwerbs von Wertorientierungen und Verhaltensweisen einzugreifen, positive Entwicklungen zu stabilisieren und negativen Ausprägungen entgegenzuarbeiten. Vergegenwärtigt man sich die Situation des Kindes unter dem Aspekt der Gesundheitsförderung und der Gesundheitserziehung, so stößt man auf folgenden Widerspruch: Einerseits ist die Notwendigkeit einer wirksamen Gesundheitserziehung bereits im Grundschulalter unabweisbar, andererseits besitzen Kinder noch wenig Gesundheitsbewußtsein und zeigen geringe Neigung, beliebte Ernährungsgewohnheiten abzulegen, nur weil sie zu einer Gesundheitsgefährdung führen, die sich erst langfristig auswirkt (Ich-Ferne).

Kinder sind heute neuartigen Belastungen und Gefährdungen ausgesetzt. Sie „leiden unter dem Verlust von sozialen Bindungen, insbesondere in Familien, unter verstärktem schulischem Leistungsdruck, ... sozialem Anpassungs- und Konsumdruck und der Ausgrenzung als sozialer oder ethnischer Minderheitsgruppe. Auf diese Belastungen reagieren immer mehr von ihnen mit Problemverhalten: Konzentrations- und Leistungsstörungen, Überaktivität, Ausweichen in Drogenkonsum, Medikamentenmißbrauch, ... Spiel-, Eß- und Mediensucht, Risikoverhalten in der Freizeit, Gewalt gegen sich selbst und andere. Auch passive Freizeitgestaltung und Bewegungsarmut sind zu beklagen." (SOESTER THESEN... 1993, 146)

Die Bewegungsarmut hat vielfache Ursachen. Zum einen unterdrückt der außerschulische Lebensraum von Kindern vielfach das Ausleben ihrer Bewegungsbedürfnisse: „Beton und Asphalt beherrschen den Lebensraum und verhindern Erfahrungen an und mit natürlichen und als angenehm empfundenen Materialien wie Holz, Erde, Stein. Die ausschließliche Orientierung an den Bedürfnissen der Erwachsenen führt zu einer monotonen Gestaltung der Umwelt und verhindert Möglichkeiten spontaner Erfahrungsbildung im Springen (über Kanten, natürliche Hindernisse, Gräben ...), Werfen (mit Steinen, Ästen und anderen natürlichen Materialien über Büsche und Bäume, in die Weite), Klettern (auf Bäume, Hindernisse ...), Laufen oder Balancieren." (KOTTMANN, L., U.A., 1993, 250)

Zum anderen unterstützt die Schule durch ihre Forderungen nach langem Stillsitzen, geistiger Anspannung und Konzentration auf einseitige kognitive Lernprozesse die Tendenz zum gesundheitsgefährdenden Bewegungsmangel. Kinder werden so zunehmend weniger fähig, „Alltagssituationen, in denen Grundfähigkeiten wie Reaktionsschnelligkeit, Ausdauer oder Kraft benötigt werden, in angemessener Weise zu bewältigen." (KOTTMANN, L., U.A., 1993, 253)

Angesichts der vielfältigen negativen Einflüsse aus der schulischen und außerschulischen Lebenswelt des Kindes, die einer gesunden Lebensführung entgegenstehen und angesichts des geringen Stellenwertes, die eine gesunde Lebensführung für das Kind besitzt, wundert es nicht, daß Kinder vielfach gesundheitsschädigende Verhaltensweisen zeigen. Für die Schule ist deshalb eine Reihe von Unterrichtsangeboten für die Gesundheitserziehung entwickelt und veröffentlicht worden (PFAFF, G., U.A., 1992). Die Wirksamkeit schulischer Gesundheitserziehung ist wenig erforscht. Einvernehmen besteht aber darüber: „Über schulische Informations- und Wissensvermittlung allein lassen sich gesundheitsrelevante Einstellungen nicht hinreichend transparent machen und routinierte Verhaltensmuster nicht verändern. So sehr der aufklärend-informative Unterricht Voraussetzung für ein gesundheitssensibles Verhalten ist, so wenig dürfen Maßnahmen auf dieser Ebene stehenbleiben. Um effektiver zu werden, muß der Unterricht an den subjektiven Vorstellungen und Konzepten von Gesundheit und Krankheit ebenso wie an Selbstbild und Lebensstil von Kindern und Jugendlichen anknüpfen. Die Gesundheitserziehung in der Schule muß das Lebensgefühl der Kinder und Jugendlichen aufnehmen. Zeigefingerpädagogik und Abschreckungsdidaktik wirken erfahrungsgemäß nicht nur ineffektiv, sondern eher kontraproduktiv. Der gesundheitserzieherische Unterricht muß den Versuch machen, über Einstellungen hinaus auch Verhaltensmuster zu beeinflussen, indem fachliche und soziale Fertigkeiten und Fähigkeiten vermittelt werden, die in Alltagssituationen angewandt werden können." (SOESTER THESEN ... 1993, 150 f.) Auch die Kultusverwaltungen der Länder vertreten diesen didaktisch-methodischen Ansatz: „Ganzheitliche Konzepte und eine Erziehung zu verantwortlicher Selbstbestimmung erhalten in der Schule zunehmend Bedeutung. Gesundheitserziehung wird daher als Auftrag zur Förderung einer gesundheitsdienlichen Lebensweise und Lebenswelt im Hinblick auf die physische, psychische und soziale Gesundheit verstanden. Das Lebensweisenkonzept – in Ablösung des Aufklärungs- bzw. Risikofaktorenkonzepts – bindet Gesundheitsverhalten in einen sozialen Zusammenhang ein, in dem das Gleichgewicht zwischen individueller und gesellschaftlicher Verantwortung gefunden werden muß." (SEKRETARIAT DER STÄNDIGEN KONFERENZ DER KULTUSMINISTER 1992, 7)

Daraus ergeben sich für das unterrichtliche Handeln im Bereich der Ernährungserziehung folgende Konsequenzen:

- Die schulische Ernährungserziehung knüpft an den Interessen und Erfahrungen der Kinder an, macht die Kinder emotional betroffen, eröffnet ihnen vielfältige altersgemäße Erfahrungs- und Handlungsmöglichkeiten und unterstützt sie bei der Interpretation und Verwertung der von ihnen ermittelten neuartigen Information. In den ersten vier Schuljahren wird es deshalb vorrangig darum gehen, durch entsprechende Lernangebote positive Ernährungsgewohnheiten zu bilden und zu fördern. Dabei sollte die Schule durch entsprechende Ernährungsangebote positive Erfahrungen der Kinder erweitern und damit ihre Entscheidungsgrundlage für ein gesundheitsrelevantes Ernährungsverhalten vergrößern.

- Ferner ist zu beachten, daß Kinder bereits spezifische Ernährungsgewohnheiten erworben haben, bevor sie in die Schule kommen. Da Kinder ein starkes Bedürfnis nach Identifikation mit für sie wichtigen Einzelpersonen oder Gruppen besitzen, lassen sich über diesen Zugang vorhandene Ernährungsverhaltensweisen modifizieren bzw. stabilisieren und neue entwickeln. Begünstigt werden derartige Prozesse, wenn die Schule für Kinder zum wirklichen Begegnungs- und Erfahrungsraum wird, der nicht neben der Alltagsrealität der Kinder existiert, sondern integraler Bestandteil ist.

- Neben den Eltern sind für Kinder ihre Lehrerinnen und Lehrer die wohl wichtigste Bezugsgruppe der Erwachsenenwelt, an der sie ihr eigenes Verhalten orientieren. Lehrerinnen und Lehrer üben allein durch erlebbares Verhalten einen intensiven Einfluß auf die Kinder aus. Sie sollten sich ihrer Vorbildfunktion bewußt sein und sich entsprechend verhalten.

- Außerhalb der Schule gehen von den Eltern die stärksten Einflüsse aus der Erwachsenenwelt auf die Kinder aus. Deshalb ist die Kooperation mit Eltern und Erziehungsberechtigten für eine wirksame Ernährungserziehung unerläßlich.

- Durch systematische Erweiterung von Erfahrungen und Kenntnissen, durch Bilden von Zusammenhängen und durch Erlernen von Handlungen erwerben die Kinder zunehmend die Fähigkeit zur Selbstreflexion, auf deren Grundlage sie selbständig, bewußt und begründbar Entscheidungen für das eigene Ernährungsverhalten treffen können.

In den vorliegenden Materialien „Gesunde Ernährung" werden neben ernährungsrelevanten Inhalten exemplarisch hygienische, soziale, ästhetische und verbrauchererzieherische Aspekte angesprochen.

1.2 Struktur der Unterrichtsmaterialien

Die Unterrichtsmaterialien „Ernährung und Gesundheit" enthalten didaktische Anregungen zu acht Themenbereichen aus der Gesundheitserziehung:

Für 1. und 2. Klassen:
- Lieblingsspeisen aus Quark
- Keime und Sprossen
- Schmackhafte Getränke ohne Zuckerzusatz
- Ein Rohkostbuffet

Für 3. und 4. Klassen:
- Brötchen aus Weiß- und Vollkornmehl
- Milchgetränke
- Unser Kartoffelfest
- Ernährung und Bewegung

Jeder Themenbereich ist in „Basismaterial" und in „Erfahrungen aus den unterrichtlichen Erprobungen" gegliedert. Die Unterrichtsmaterialien enthalten sämtliche Materialbogen, die für den Unterricht benötigt werden. Das Basismaterial beinhaltet Informationen über die thematischen Schwerpunkte (1.), Ziele (2.), Sachinformationen (3.) und enthält Vorschläge für die Unterrichtsgestaltung (4.).

Der Abschnitt „Unterrichtsgestaltung" macht zu jedem thematischen Schwerpunkt Aussagen über die zur unterrichtlichen Realisierung erforderlichen Medien und enthält „Vorschläge für unterrichtliches Handeln". Das Basismaterial mit den Materialbogen wurde mehrfach im Unterricht erprobt. Wesentliche Erkenntnisse, die dabei gewonnen werden konnten, sind bei den „Erfahrungen aus den unterrichtlichen Erprobungen" dargestellt: Zu jedem thematischen Schwerpunkt werden exemplarisch Arbeitsergebnisse aus dem Unterricht dokumentiert, es wird auf Probleme bei der unterrichtlichen Realisierung hingewiesen und beschrieben, wie damit in der Praxis umgegangen wurde. Teilweise befinden sich darin auch didaktische Alternativen und Anregungen zu weiterführenden gesundheitsfördernden Aktivitäten. Die Unterrichtsmaterialien sind so konzipiert, daß sie von den Kindern selbständiges Handeln verlangen, vielfältige sinnliche Erfahrungen fördern, zur konzentrierten geistigen Tätigkeit und Urteilsbildung anregen, positive Einstellungen und Verhaltensweisen hinsichtlich einer gesunden Ernährung stärken. Sie verfolgen ferner das Ziel, solche Einstellungen und Verhaltensweisen zu reduzieren, die eine gesunde Lebensführung behindern.

1.3 Nutzung der Unterrichtsmaterialien

Die Unterrichtsmaterialien sind für eine kontinuierliche Ernährungserziehung in den Klassen 1 bis 4 der Grundschule entwickelt und können variabel genutzt werden. Innerhalb dieser vier Schuljahre können alle Unterrichtsmaterialien nacheinander – mit zeitlichem Abstand – bei weitgehender Orientierung an den Ausführungen im Basisteil im Unterricht realisiert werden.

- Die Unterrichtsmaterialien verstehen sich als offenes Angebot für eine kindorientierte Gesundheitserziehung. Sie stellen keinen Lehrgang dar. Die Themenbereiche müssen nicht in einer festgelegten Reihenfolge behandelt werden; denn das Wissen und Können, die Einstellungen und die Haltungen, die bei der Auseinandersetzung mit einem Thema im Unterricht erworben werden, sind für die Kinder nicht die Voraussetzung, um sich mit einem anderen Themenbereich angemessen befassen zu können. Anzustreben ist jedoch, daß während der Grundschulzeit alle in den Unterrichtsmaterialien thematisierten Aspekte im Unterricht behandelt werden. Dabei ist eine zeitlich ausgewogene Verteilung anzustreben. Im Unterrichtsalltag ergeben sich vielfältige Anlässe für gesundheitserzieherische Aktivitäten, die eine gute motivationale Basis für ein vertiefendes Eingehen auf das Thema „Gesunde Ernährung" bilden. Solche Chancen sollten nicht ungenutzt vergeben werden!

- Die Unterrichtsmaterialien können auch reduziert werden um die Teile, die die Kinder bereits gelernt haben oder die aufgrund der situativen Bedingungen im Unterricht nicht durchführbar sind.

- Das Unterrichtsmaterial zu jedem Themenbereich kann auch um einzelne Aspekte erweitert werden, oder es können bestimmte Inhalte unterrichtlich vertieft werden. Hierzu bieten sich als wirksame Unterstützung besonders die Unterrichtsmaterialien der Bundeszentrale für gesundheitliche Aufklärung zu den Themen „Schulfrühstück", „Naschen" und „Fernsehen" an, die alle Grundschulen kostenlos erhalten haben.

- Es lassen sich Teile aus einzelnen Themenbereichen der Unterrichtsmaterialien oder mehrere komplette Themenbereiche kombinieren und als Projekt konzipiert umsetzen.

Die Unterrichtsmaterialien basieren auf reichhaltigen und differenzierten Erfahrungen aus der Praxis sowie auf vielfältigen Ideen, die sich zu konkreten und mehrfach erprobten Unterrichtsvorschlägen verdichteten. Dennoch dürfen sie nicht als „Rezepte" mißverstanden werden, an die sich Lehrerinnen und Lehrer strikt halten müssen. Die Unterrichtsmaterialien bilden vielmehr einen komplexen Informations- und Anregungsfundus für die selbständige und selbstverantwortete Planung und Organisation eines Unterrichts über gesunde Ernährung, bei der die Betroffenen, die Kinder, in altersangemessener Weise zu beteiligen sind und deren Umsetzung im Unterricht eine Kooperation mit den Eltern erforderlich macht.

1.4 Unterrichtliche Erprobungen

Die Unterrichtsmaterialien wurden von den Autoren unter ständiger Rückkoppelung zur Unterrichtspraxis entwickelt. Anschließend wurden diese Fassungen in 26 Grundschulklassen unterrichtlich erprobt. Zur systematischen Erfassung ihrer Erfahrungen aus den Erprobungen erhielten die Unterrichtenden einen differenzierten Fragebogen, der u.a. folgende Aspekte berücksichtigte:

- Akzeptanz der Lernziele, Lerninhalte, Medien und der Unterrichtsverfahren bei den Kindern
- Akzeptanz der Materialbogen, Sachinformationen und Unterrichtsvorschläge bei den Lehrerinnen und Lehrern
- Alternativen zu den Unterrichtsvorschlägen
- Zeit für die unterrichtliche Realisierung
- Zusammenarbeit mit den Eltern

Neben den Informationen aus den Fragebogen erhielten die Autoren zusätzlich differenzierte schriftliche Berichte über einzelne Aspekte der unterrichtlichen Realisierungen. Ferner gab es zahlreiche Materialien, die den Unterricht bzw. die Unterrichtsergebnisse dokumentierten wie z.B. einen Videofilm, Fotos sowie von Kindern gefertigte Collagen, Comics und Wandzeitungen.

Die einzelnen Unterrichtsmaterialien wurden unterschiedlich verwendet. Teilweise hielten sich die Lehrerinnen und Lehrer eng an die „Vorschläge zur Unterrichtsgestaltung“, teilweise wurden einzelne Aspekte vertieft oder neue thematische Schwerpunkte aufgenommen. Auch bei den unterrichtlichen Organisationsformen gab es mehrere Varianten: mehrtägige Schulprojekte waren ebenso vertreten wie der „normale“ Klassenunterricht. Die Vielfalt im Umgang mit den Unterrichtsmaterialien erklärt auch eine Streuung im Zeitaufwand für die unterrichtliche Realisierung. Aus der Evaluation wurden vielfältige Erkenntnisse für die Revision der Unterrichtsmaterialien gewonnen. Sie wurden in die vorliegenden Fassungen eingearbeitet. Der Basisteil wurde noch besser den Erfordernissen und Erwartungen der Praxis angepaßt, einige Materialbogen wurden überarbeitet, einige neu entwickelt. Im Erfahrungsteil „Erfahrungen aus unterrichtlichen Erprobungen“ nimmt die exemplarische Dokumentation von Unterrichtsergebnissen einen breiten Raum ein: Fotos, von Kindern angefertigte Comics und schriftliche Äußerungen der Kinder (kursiv gedruckt).

1.5 Zusammenarbeit mit Eltern

Hauptanliegen der Unterrichtsmaterialien ist es, das gesundheitsbewußte Ernährungsverhalten der Schülerinnen und Schüler zu fördern, vorhandene positive Ansätze zu unterstützen und negative Verhaltensweisen in Frage zu stellen. Der Erfolg solcher Bemühungen hängt entscheidend davon ab, daß es gelingt, auch die Eltern für diese Einstellung und entsprechendes Verhalten zu gewinnen. Deshalb ist eine weitgehende Informierung und Beteiligung der Eltern bei den Unterrichtsvorhaben dringend geboten.

Die Ernährung der Kinder wird in diesem Alter noch weitgehend durch Familientraditionen bestimmt. Es liegt in der Regel noch nicht in der Entscheidungskompetenz der Kinder, wann sie essen, was sie zu sich nehmen und in welchen Mengen sie das tun. Mehr oder weniger reflektiert, wird die Ernährung durch Familiengewohnheiten determiniert. Nun ist es sicherlich nicht Aufgabe der Grundschule, sich in das Ernährungsverhalten der Eltern einzumischen, aber eine Informierung über einzelne Fehlverhaltensweisen bei der Ernährung von Kindern – wie beispielsweise ein zu hoher Konsum an Zucker und dessen Schädlichkeit – kann bei den Eltern durchaus auf fruchtbaren Boden fallen. Eltern sind an dem Wohlergehen und der Gesunderhaltung ihrer Kinder interessiert und sind für entsprechende Hinweise dankbar. Bei der Erprobung der Unterrichtsmaterialien wurde von den Unterrichtenden übereinstimmend festgestellt, daß die Eltern die Beschäftigung mit dem Thema „ Ernährung und Gesundheit“ ausdrücklich begrüßen. Die Unterrichtsangebote ergeben ideale Gelegenheiten, mit den Eltern über Fragen einer gesunden Ernährung der Schulkinder ins Gespräch zu kommen. Dabei ist es von Vorteil, daß der Lehrer oder die Lehrerin nicht über allgemeine Grundsätze zu referieren braucht, sondern anhand konkreter Vorhaben erläutern kann, warum es nützlich ist, Kindern ein bestimmtes Verhalten nahezulegen. Ein Zugang zu den Eltern ist die Informierung über die Unterrichtsziele in Form eines Elternbriefes. Aus den Materialien können beispielhafte Formulierungshilfen für solche Briefe entnommen werden. Der schriftliche Kontakt zu den Eltern allein hat aber nur begrenzte Wirkungsmöglichkeiten. Wesentlich wirksamer ist es, wenn zu dem Thema auf einer Elternversammlung gesprochen wird und dort die Lehrerin/der Lehrer ihr/sein Vorhaben erläutert. Durch das Wechselgespräch mit den Eltern kann viel genauer auf ihre Meinungen reagiert werden. Informationsmaterialien über gesunde Ernährung der Kinder, wie sie z.B. bei der BZgA (Bundeszentrale für gesundheitliche Aufklärung), der DGE (Deutsche Gesellschaft für Ernährung) oder den Verbraucherverbänden erhältlich sind, können das Anliegen der Schule unterstützen. Je konkreter die Lehrerin/der Lehrer ihre/seine Erwartungen an die Eltern formuliert, um so mehr Akzeptanz bei den Eltern wird gefunden werden. Das trifft für die Formulierung der Verhaltensziele ebenso zu wie für die gewünschten elterlichen Hilfen bei einzelnen Unterrichtsaktivitäten.

Die in den Unterrichtsvorschlägen enthaltenen praktischen Handlungsvorschläge erfordern u.a. Haushaltsgeräte, Geschirr, Bestecke und ähnliche Dinge, die die Kinder von zu Hause mitbringen müssen. Hier beginnt die Unterstützung durch das Elternhaus. Aber auch beim gruppenweisen Einkaufen oder bei verschiedenen anderen Gruppenaktivitäten können Eltern helfen. Bei den Erprobungen hat sich bestätigt, daß von einer großen Bereitschaft zu solchen praktischen Hilfen ausgegangen werden kann. Es gab auch Fälle, in denen Eltern aus ihren beruflichen Kenntnissen und Zusammenhängen heraus weitergehende Mitwirkungen anboten. Die Mitarbeit der Eltern hat in vielen Fällen zu einer intensiven Beschäftigung mit Fragen der gesunden Ernährung geführt.

Kinder sind daran interessiert, ihren Eltern neuerworbene Kenntnisse und Fähigkeiten zu zeigen. Deshalb sollten auf einem Elternabend die Unterrichtsergebnisse vorgestellt werden. Das ist besonders attraktiv, wenn die Kinder selbsthergestellte Speisen und Getränke anbieten. Eine solche Aktivität der ganzen Klassengemeinschaft fördert die Akzeptanz der vermittelten Inhalte ebenso wie sie das „Klassenklima“ verbessert.

2. Richtige Ernährung und Nährstoffgruppen

Die Ernährungswissenschaft hat sich im Laufe der letzten Jahrzehnte mit der Entwicklung einer der Gesundheit zuträglichen Kostform, einer vollwertigen Ernährungsweise auseinandergesetzt. Eine quantitativ und qualitativ ausreichende Ernährung ist die Voraussetzung für einen gesunden und leistungsfähigen Organismus. Für den Körperaufbau und -erhalt sorgt eine **ausgewogene Mischkost**, die die erforderliche Energie einhergehend mit allen lebensnotwendigen Nährstoffen liefert.

Eine derartige Ernährung besteht aus **Kohlenhydraten** (50 bis 55% der empfohlenen Energiezufuhr), **Fetten** (30 – 35%) und **Eiweiß** (10–15%), die für die Bereitstellung der notwendigen Energie Sorge tragen. Außerdem ist eine ausreichende Versorgung mit **Vitaminen** und **Mineralstoffen** zu gewährleisten. Eine zusätzliche Aufnahme dieser Nährstoffe mit Hilfe von Präparaten oder beispielsweise nährstoffangereicherten Getränken ist bei der Einhaltung einer abwechslungsreichen Mischkost nach den Empfehlungen der Deutschen Gesellschaft für Ernährung (DGE) überflüssig.

Das Nahrungseiweiß wird vom Organismus für den Aufbau von körpereigenen Proteinen und für den Aufbau von Wirkstoffen aus den Grundbausteinen der Proteine, den **Aminosäuren** benötigt. Gleichzeitig liefert Eiweiß auch Energie (17,2 kJ/g = 4,1 kcal/g), fungiert aber vorzugsweise als Baustoff denn als Energielieferant. So sind Nahrungsproteine Baumaterial für Zellwände, Blut- und Zellplasma, Interzellularsubstanz, Haare und Nägel. Des weiteren haben sie Bedeutung als Enzyme (Katalysatoren für biochemische Reaktionen).

Die kleinsten Einheiten der Proteine, die Aminosäuren, sind, wie Buchstaben einer Sprache, zu unterschiedlichen Ketten zusammenbaubar. Aus jeder Kette ergibt sich eine andere Funktion des Proteins. Von den bekannten 20 Aminosäuren, die in pflanzlichen und tierischen Lebensmitteln vorkommen, sind für Erwachsene acht essentiell, d.h. sie sind zum Aufbau der körpereigenen Eiweiße unerläßlich, da dem Körper die Fähigkeit fehlt, diese Aminosäuren selbständig zu synthetisieren. Sie müssen mit der Nahrung zugeführt werden.

Die Beurteilung des biologischen Wertes eines Eiweißträgers orientiert sich an dem Gehalt an essentiellen Aminosäuren. So ist die biologische Wertigkeit des Nahrungsproteins als „hoch“ zu bezeichnen, enthält das Lebensmittel Proteine in ähnlicher Zusammensetzung, wie es im körpereigenen Eiweiß vorliegt. Tierisches Eiweiß ist meist von höherer biologischer Wertigkeit als pflanzliches Eiweiß. Sie können sich gegenseitig aufwerten. Auch pflanzliche Eiweiße lassen sich untereinander zu einer höheren biologischen Wertigkeit ergänzen.

Von großer Wichtigkeit sind diese Ergänzungsmöglichkeiten in der vegetarischen Ernährung. Da auf Fleisch und auch auf Fisch verzichtet wird, sollten möglichst Kombinationen der pflanzlichen Eiweißträger Getreide und Kartoffeln mit Milch und Milchprodukten bzw. Eiern gewählt werden. Auch die Kombination von Hülsenfrüchten und Mais ergänzt sich zu einer hohen biologischen Wertigkeit.

Der Eiweißzufuhr soll nach Empfehlungen der DGE bei 0,8 g/kg Körpergewicht für Erwachsene, bei Grundschülern bei 1g/kg Körpergewicht liegen. So sollte ein 60 kg schwerer Mensch täglich ca. 48 g Eiweiß, ein Kind im Alter zwischen 7 und 10 Jahren (Durchschnittsgewicht 27 kg) ca. 27 g Eiweiß pro Tag aufnehmen, um eine sichere Bedarfsdeckung zu erzielen. Eine geringfügige Über- oder Unterschreitung dieser Richtwerte ist im Rahmen der empfohlenen Energieaufnahme zu akzeptieren. In einer ausgewogenen Mischkost wird durchschnittlich ein Proteinanteil von 12–13% an der Energiezufuhr, somit 67 g Eiweiß pro Tag für Erwachsene und 54 g Eiweiß für Kinder der genannten Altersstufe, erreicht.

Der Energiegehalt der Nahrungsfette (38,9 kJ/g = 9,3 kcal/g) übersteigt den der Proteine und Kohlenhydrate (jeweils 17,2 kJ/g = 4,1 kcal/g) um mehr als das Doppelte. **Fett** dient vor allem der Energiebereitstellung, ist aber außerdem auf Grund seiner **essentiellen Fettsäuren**, die vorzugsweise in pflanzlichen Ölen und Fetten vorhanden sind, wichtig für die menschliche Ernährung.

Die wichtigste der essentiellen Fettsäuren ist die Linolsäure, aus der der Körper wiederum andere, beispielsweise die Arachidonsäure bilden kann. Sie sind Bestandteile verschiedener Zellstrukturen und Gewebshormone, wobei ein Mangel zu schweren Stoffwechselstörungen führen kann. Der Anteil der essentiellen Fettsäuren an der Fettzufuhr soll 10% betragen.

Die Fettzufuhr sollte 30–35% der Energieaufnahme bei Kindern (Erwachsene: 25–30 %) nicht überschreiten, denn die Folgen eines zu hohen Fettverzehrs sind zum einen die Verdrängung einer ausreichenden Kohlenhydratversorgung, zum anderen kann es zur Entstehung von Übergewicht kommen. Auf die engen Zusammenhänge zwischen einer fettreichen Ernährungsweise, hohen Blutfettwerten und Gefäßwandveränderungen muß im Rahmen einer Arteriosklerosevorbeugung schon im Schulkindalter hingewiesen werden.

Die Hälfte des täglichen Fettverzehrs wird durch Streich- und Kochfett zugeführt, die andere Hälfte stellen die sogenannten **verborgenen Fette** (z.B. in Wurst, Käse, Backwaren). Das in den Lebensmitteln unsichtbare Fett ist bei einer kontrollierten Fettzufuhr zu berücksichtigen. Gleichzeitig muß auf die Herkunft der verschiedenen Fettarten geachtet werden: so ist pflanzliches Öl oder Fett auf Grund des höheren Gehaltes an essentiellen Fettsäuren dem tierischen Fett, das immer auch Cholesterin und gesättigte Fettsäuren enthält, vorzuziehen. Tierische Fette sollten eher ihres Aromas wegen zum Einsatz kommen. Für beide Fettarten gilt, daß sie möglichst sparsam eingesetzt werden.

Kohlenhydrate, auch Saccharide genannt, werden in drei Gruppen eingeteilt: Monosaccharide, Oligo- und Polysaccharide.

Monosaccharide sind einfache Zucker, die im Darm nicht weiter zerlegt, sondern sofort resorbiert werden und in den Zellen des Bedarfs als Energiespender zur **Verfügung stehen.**

Oligosaccharide bilden sich aus der Koppelung einiger Einfachzucker und werden durch den Verdauungsvorgang in ihre Einzelbausteine zerlegt, um dann resorbiert und als Energieträger genutzt zu werden.

Polysaccharide stellen einen Zusammenschluß einer Vielzahl gebundener Monosaccharide zu hochmolekularen Verbindungen dar. Zu ihnen gehören u. a. Stärke und Cellulose. Um energetisch genutzt zu werden, müssen sie bei der Verdauung in Einzelzucker zerlegt und resorbiert werden.

Zu den wichtigsten Monosacchariden gehören die Glucose (Traubenzucker) und die Fructose (Fruchtzucker), die von unterschiedlicher Süßkraft sind.

Der im Hausgebrauch übliche Zucker gehört zu den Disacchariden. Dieser Haushaltszucker (Saccharose) setzt sich aus den Monosacchariden Glucose und Fructose zusammen.

Die Eigenschaften der Polysaccharide sind etwas differenzierter: sie besitzen kaum Süßkraft, weisen hingegen eine gewisse Quellfähigkeit auf. Der wichtigste Vertreter ist die Stärke, die als Speicherkohlenhydrat in allen Pflanzen vorkommt. Die Ballaststoffe, zu denen vor allem die Cellulose, die Hemicellulose, Pektine etc. gehören, bilden die Gerüstsubstanzen der Pflanzen. Sie sind im wesentlichen wasserunlösliche und unverdauliche Nahrungsbestandteile, die nicht primär zur Energiegewinnung herangezogen werden, sondern als Füllstoffe die Darmtätigkeit anregen und damit zur Funktionsfähigkeit des Darmes beitragen.

Entsprechend den Empfehlungen für die Nährstoffzufuhr der DGE wird ein Kohlenhydratverzehr von mehr als 50% der Gesamtenergiezufuhr als günstig erachtet. Davon sollten Mono- und Disaccharide 10% der Nahrungsenergie nicht überschreiten. Bei einer durchschnittlichen Energieaufnahme von etwa 9200 kJ (2200 kcal) pro Tag entspricht dieses ca. 54 g Zucker. Zur Zeit liegt der Saccharoseverzehr bei ca. 13% der Gesamtenergiezufuhr (ca. 70 g Zucker) pro Tag.

Stärkehaltige Lebensmittel wie Getreide, Kartoffeln und Gemüse weisen im allgemeinen höhere Werte an Vitaminen und Mineralstoffen auf, als Lebensmittel, die vorwiegend aus Mono- bzw. Oligosacchariden bestehen. Gleichzeitig sind sie ballaststoffhaltig und verlangsamen so den Resorptionsprozeß, und die Sättigung hält länger an. Der Anteil stärkehaltiger Lebensmittel sollte gegenüber den isolierten Kohlenhydratträgern gesteigert werden, welches eine Veränderung der Eßgewohnheiten hin zu einem vermehrten Einsatz von Gemüse, Getreide und Kartoffeln bedeutet. Im Überschuß zugeführte Kohlenhydrate werden nach neuesten Erkenntnissen wahrscheinlich nicht – wie bisher angenommen – in Fettsäuren umgebaut und als Depotfett eingelagert.

Vitamine und **Mineralstoffe** dienen dem Organismus als Regler- bzw. Baustoffe. Sie haben als essentielle Nahrungsinhaltsstoffe katalytische Aufgaben oder sind Bestandteile einzelner Organe des menschlichen Körpers. Allen gemeinsam ist, daß sie keinen Beitrag zur Energieaufnahme leisten.

Im folgenden wird ein Überblick der fett- und wasserlöslichen Vitamine sowie der wichtigsten Mineralstoffe gegeben:

Übersicht 1: fettlösliche Vitamine

Vitamin	empfohlene Zufuhr* Erwachsene **7–10jährige Kinder**	Vorkommen in Lebensmitteln	Wirkungsweise	Hypovitaminosen** **Avitaminosen ***
Vitamin A (Retinol)	0,8–1,0 mg **0,8 mg**	Vitamin A: Lebertran, Leber, Palmöl, Eigelb Provitamin A (Carotin): Möhren, Petersilie, Spinat, Eigelb	Förderung der Eiweißsynthese, Beeinflussung des Zellwachstums, Bestandteil des Sehpurpurs	Verhornung von Haut und Schleimhäuten, Gewichtsverlust, **Nachtblindheit**
Vitamin D (Calciferol)	5 µg **5 µg**	Lebertran, Leber, Eigelb, Butter, Pilze	Förderung der Calciumresorption und des Knochenstoffwechsels	Deformierung der Knochen, **Rachitis** bei Kindern, **Osteomalacie** bei Erwachsenen
Vitamin E (Tocopherole)	12 mg **9 mg**	Weizenkeimöl, Öle, Margarine, Leber, Hühnereier	Antioxidans: ess. Fettsäuren, Vitamin A und D, Schutz gegen Muskelschwund	unbekannt, evtl. Muskelschwund
Vitamin K (Phyllochinone)	60–80 µg **30 µg**	Spinat, Grünkohl	Bildung von Gerinnungsfaktoren	Verzögerung der Blutgerinnung

* Empfehlenswerte Höhe der täglichen Zufuhr für Erwachsene und 7–10jährige Kinder nach: Deutsche Gesellschaft für Ernährung, Empfehlungen für die Nährstoffzufuhr, 5. Überarbeitung, Frankfurt am Main 1991.

** Hypovitaminose: Erkrankung bei zu geringer Zufuhr des Vitamins.

*** Avitaminose: Erkrankung bei völligem Fehlen des Vitamins.

Übersicht 2: wasserlösliche Vitamine

Vitamin	empfohlene Zufuhr* Erwachsene **7–10jährige Kinder**	Vorkommen in Lebensmitteln	Wirkungsweise	Hypovitaminosen **Avitaminosen**
Vitamin B_1 (Thiamin)	1,1–1,3 mg **1,2 mg**	Hefe, Vollkornmehle, Leber, Schweinefleisch	Kohlenhydratabbau	**Beri-Beri-Krankheit** Wachstumsstörungen, Muskelschwund, Nervenstörungen
Vitamin B_2 (Riboflavin)	1,5–1,7 mg **1,2 mg**	Hefe, Vollkornmehle, Leber, Schweinefleisch, Ei, Milch	Wasserstoff(protonen)-transfer in der Atmungskette	**Dermatitis** Schädigung der Haut und Schleimhäute, Wachstumsstörungen, Nervenstörungen
Niacin (Nicotinsäureamid)	15–18 mg **13 mg**	Hefe, Vollkornmehle, Leber, Schweinefleisch	Wasserstoff(protonen)-transfer	**Pellagra** Entzündung und Verfärbung der Haut, Entzündung der Schleimhäute, Nervenstörungen
Vitamin B_6 (Pyridoxin)	1,6–1,8 mg **1,4 mg**	Hefe, Schweinefleisch, Weizenkeime, Walnüsse	Aminosäurestoffwechsel	Hautschädigungen, Entzündungen an Auge und Mund, Nervenstörungen
Vitamin B_{12} (Cobalamin)	3,0 µg **1,8 µg**	Leber, Eigelb, Fleisch, Fisch	Aminosäurestoffwechsel	**Perniziöse Anämie** Störung der Blutbildung, verminderte Zellbildung, Nervenstörungen
Folsäure	Gesamtfolat: 300 µg **200 µg**	Hefe, Leber, Weizenkeime, dunkelgrüne Gemüse	Aminosäurestoffwechsel	**Anämie** Störung der Blutbildung, Entzündungen der Schleimhäute, Störungen im Magen-Darm-Trakt
Pantothensäure	6 mg **5 mg**	Hefe, Leber, Weizenkeime, Eigelb, Pilze	Aktivierung von Fettsäuren	Wachstumsstörungen, Nervenstörungen, Schädigung von Haut und Schleimhäuten
Biotin	30–100 µg **25 µg**	Leber, Hefe, Sojamehl, Blumenkohl	CO_2-Gruppen-Transfer	Veränderung von Haut und Schleimhäuten, Muskelschmerzen, Übererregbarkeit
Vitamin C (Ascorbinsäure)	75 mg **65 mg**	Obst, Gemüse, Kartoffeln, Leber	Wasserstoff(protonen)-transfer	**Skorbut** innere Blutungen, Knochen- und Zahnveränderungen, Anämie

* Empfehlenswerte Höhe der täglichen Zufuhr für Erwachsene und 7–10jährige Kinder nach: Deutsche Gesellschaft für Ernährung, Empfehlungen für die Nährstoffzufuhr, 5. Überarbeitung, Frankfurt am Main 1991.

Übersicht 3: Mineralstoffe (Mengenelemente)

Mineralstoffe	empfohlene Zufuhr* Erwachsene **7–10jährige Kinder**	Vorkommen in Lebensmitteln	Wirkungsweise
Kalium	Mindestbedarf: 2 g **1,7 g**	Getreide, Obst, Gemüse	Regulation des osmotischen Drucks, Enzymaktivator, Regulation der Erregbarkeit von Muskeln, Nerven, Herztätigkeit
Calcium	900 mg **800 mg**	Milch, Milchprodukte, Gemüse, Eigelb	Aufbau von Knochen und Zähnen, normale Erregbarkeit von Nerven und Muskeln, Herztätigkeit, Blutgerinnung
Magnesium	300–350 mg **170 mg**	in allen Gemüsen	Enzymaktivator, normale Erregbarkeit von Nerven und Muskeln
Phosphor	Mindestbedarf: 1,4 g **1,2 g**	Milch und Milchprodukte, Hülsenfrüchte	Knochenaufbau, Bestandteil lebenswichtiger Phosphatverbindungen (ATP etc.)

* Empfehlenswerte Höhe der täglichen Zufuhr für Erwachsene und 7–10jährige Kinder nach: Deutsche Gesellschaft für Ernährung, Empfehlungen für die Nährstoffzufuhr, Frankfurt am Main 1991.

Übersicht 4: Mineralstoffe (Spurenelemente)

Mineralstoffe	empfohlene Zufuhr* Erwachsene **7–10jährige Kinder**	Vorkommen in Lebensmitteln	Wirkungsweise
Eisen	10–15 mg **8 mg**	Leber, Fleisch, Eidotter, Obst, Gemüse	Bestandteil des Hämoglobins: Sauerstofftransport, Gewebsenzymeisen
Kupfer	1,5–3 mg **1–2 mg**	Leber, grüne Bohnen, Eidotter, Fisch, Nüsse	Hämoglobinsynthese, Bestandteil von Enzymen
Jod	200 µg **140 µg**	Fisch, Milch, Weizen, Salat	Bestandteil des Schilddrüsenhormons, normaler Ablauf des Grundumsatzes
Zink	12–15 mg **11 µg**	Rindfleisch, Leber, Fisch, Milchprodukte	Insulinsynthese, Bestandteil von Kohlenhydrat- und Eiweißabbauenzymen
Mangan	2–5 mg **2–3 mg**	Hafer, Weizen, Bohnen, Leber, Spinat	Enzymaktivator, steigert die Verwertbarkeit von Vitamin B_1
Molybden	75–250 mg **50–150 mg**	Hafer, Weizen, Nüsse, Hülsenfrüchte	Bestandteil von Enzymen
Fluor	1,5–4 mg **1,5–2,5 mg**	Trinkwasser, Seefische	Kariesprophylaxe

* Empfehlenswerte Höhe der täglichen Zufuhr für Erwachsene und 7–10jährige Kinder nach: Deutsche Gesellschaft für Ernährung, Empfehlungen für die Nährstoffzufuhr, Frankfurt am Main 1991.

QUELLE: Übersichten 1–4 nach: SCHLIEPER, C. A.: Grundfragen der Ernährung; 10. Auflage, Verlag Felix Büchner, Hamburg 1990. S. 172, 179, 193, 207f.

In einer ausgewogenen Mischkost wird nicht nur auf die richtige Menge an Energie geachtet, sondern auch auf die richtige Auswahl an Lebensmitteln. Bei dem Problem der **Lebensmittelauswahl** und der annähernd richtigen Gewichtung der Lebensmittelgruppen zueinander hilft der **Ernährungskreis** (s. unten).

Der Ernährungskreis teilt die Lebensmittel in sieben Bereiche ein. Für eine vollwertige Ernährung werden Produkte aus allen Bereiche täglich ausgewählt. Gleichzeitig wird auf Abwechslung und Frische geachtet.

Reichlich im Speiseplan enthalten sein sollten Lebensmittel aus den folgenden Bereichen:
- Getreide, Getreideprodukte und Kartoffeln
- Gemüse und Hülsenfrüchte
- Obst
- Getränke
- Milch und Milchprodukte

Lebensmittel aus den Bereichen Fisch, Fleisch und Eier sowie Fette und Öle sollten weniger vertreten sein. Vor allem ist innerhalb des Bereiches Fisch, Fleisch und Eier auf eine konsequente Abwechslung bei den Lebensmitteln zu achten.

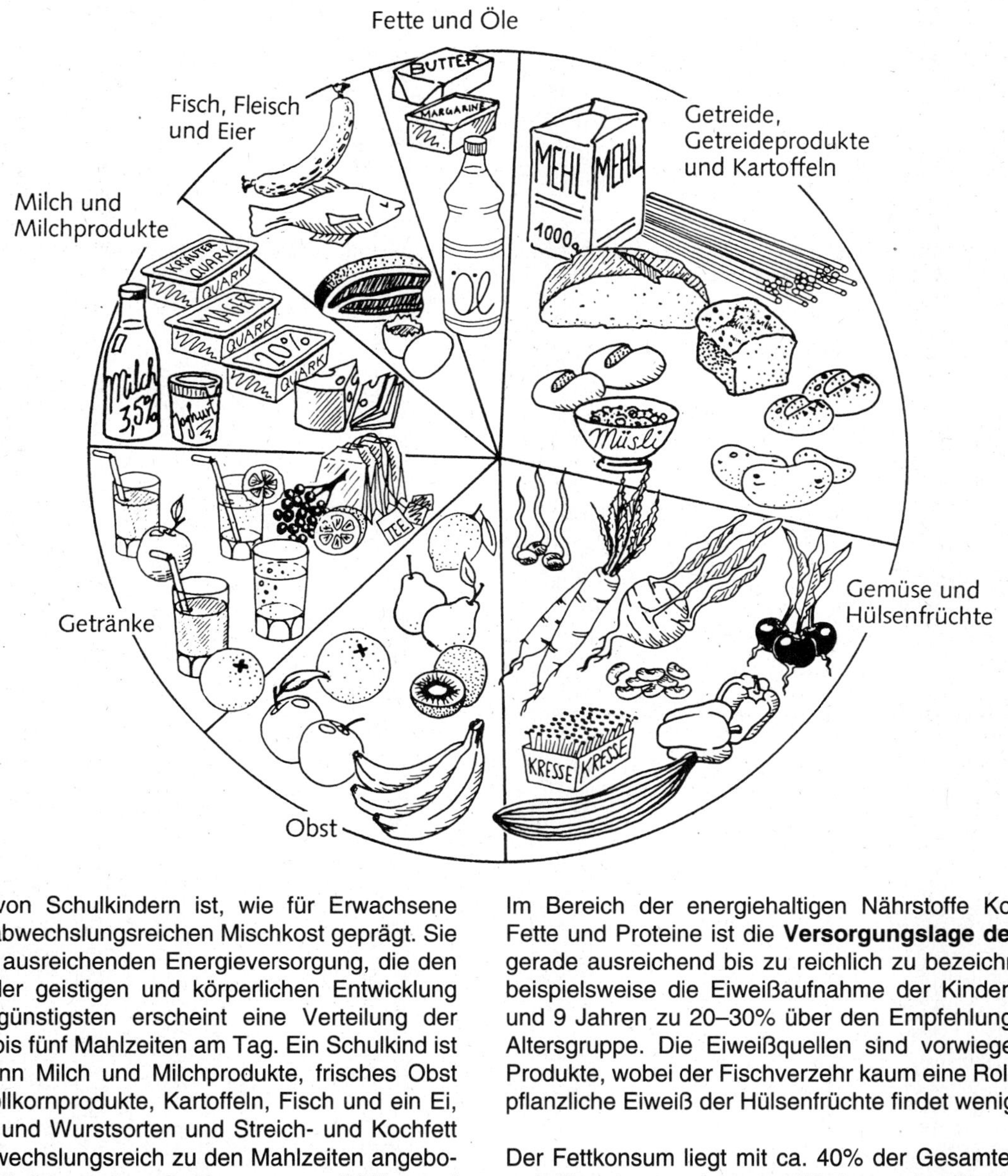

Die Ernährung von Schulkindern ist, wie für Erwachsene auch, von einer abwechslungsreichen Mischkost geprägt. Sie basiert auf einer ausreichenden Energieversorgung, die den Anforderungen der geistigen und körperlichen Entwicklung entspricht. Am günstigsten erscheint eine Verteilung der Energie auf vier bis fünf Mahlzeiten am Tag. Ein Schulkind ist gut versorgt, wenn Milch und Milchprodukte, frisches Obst und Gemüse, Vollkornprodukte, Kartoffeln, Fisch und ein Ei, magere Fleisch- und Wurstsorten und Streich- und Kochfett vielseitig und abwechslungsreich zu den Mahlzeiten angeboten werden. Wichtig ist vor allem die Versorgung mit Milch und Milchprodukten. Als Calciumlieferant ist Milch einzig und unersetzlich und bildet die Grundlage für den Aufbau des Skeletts und der Zähne.

Die Zufuhrempfehlungen der DGE enthalten immer einen gewissen Sicherheitszuschlag, so daß bei bestimmten Nährstoffen, die im Verzehr etwas unter den Empfehlungen liegen, nicht sogleich ein manifester Mangel auftreten wird.

Im Bereich der energiehaltigen Nährstoffe Kohlenhydrate, Fette und Proteine ist die **Versorgungslage der Kinder** als gerade ausreichend bis zu reichlich zu bezeichnen. So liegt beispielsweise die Eiweißaufnahme der Kinder zwischen 7 und 9 Jahren zu 20–30% über den Empfehlungen für diese Altersgruppe. Die Eiweißquellen sind vorwiegend tierische Produkte, wobei der Fischverzehr kaum eine Rolle spielt. Das pflanzliche Eiweiß der Hülsenfrüchte findet wenig Liebhaber.

Der Fettkonsum liegt mit ca. 40% der Gesamtenergiezufuhr weit über den empfohlenen Werten und geht zu Lasten einer günstigeren Kohlenhydratversorgung. Zwar erreicht der Anteil der Nahrungsenergie durch Kohlenhydrate manchmal ca. 50%, es werden hier jedoch die sogenannten isolierten Kohlenhydratträger wie z.B. Zucker den komplexen, den stärkehaltigen Lebensmitteln und dem Gemüse vorgezogen. Die komplexen enthalten darüber hinaus weitere lebenswichtige Inhaltsstoffe wie beispielsweise Mineralstoffe und Vitamine. Allein durchschnittlich 25 g Zucker werden von den Kindern täglich konsumiert, den Zuckergehalt der Getränke, Marmeladen, Süßigkeiten, Kuchen und Gebäcke nicht einbezogen.

Im Bereich der Vitamine gibt es Versorgungsprobleme beim aufgenommenen Vitamin-B-Komplex. 2–3% der 7–9jährigen Kinder weisen einen Vitamin-B_1-Mangel auf. Mit zunehmendem Alter sind mehr Kinder vom Vitamin-B_1-Mangel betroffen. Mit Riboflavin (Vitamin B_2) scheinen 2–7% der Schulkinder unterversorgt zu sein, und bei Vitamin B_6 sind sogar bis zu 30% der Kinder von einer mangelnden Versorgung betroffen. Ein weiteres Problem ergibt sich bei der Folsäureversorgung; hier liegt die durchschnittliche tägliche Aufnahme ca. 20–50% unter den Empfehlungen.

Da Calcium ein ganz besonders im Kindesalter unerläßlicher Mineralstoff ist, ist ein Blick auf die Versorgungslage wichtig. Die tatsächliche Zufuhr liegt 20–30% unter den angestrebten Werten. Bei weiteren drei Mineralstoffen, den nur in Spuren notwendigen Elementen Eisen, Jod und Fluor, ist ebenso keine ausreichende Versorgung festzustellen. Vor allem das Eisen wird für Mädchen in der Pubertät von großer Wichtigkeit auf Grund der beginnenden Menstruation. Gerade hier wird ein Defizit von bis zu 50% in der Versorgung deutlich. Anämie ist ein nicht seltenes Phänomen bei Mädchen dieser Altersstufe. Die Jodversorgung bleibt auf Grund des geringen Fischverzehrs stark unterhalb der gewünschten Werte. Nur 50% der empfohlenen Menge für die Jodzufuhr werden erreicht. Verbesserungen erhofft man sich durch die stärkere Verwendung von jodiertem Speisesalz im Haushalt, in der Gemeinschaftsverpflegung und in der Lebensmittelproduktion.

Eine überhöhte Energiezufuhr ohne entsprechenden Verbrauch führt langfristig zur Entstehung von **Übergewicht**. Ein zu hoher Fettverzehr in Verbindung mit wenig körperlicher Bewegung kann auch bei Kindern in einer deutlichen Überschreitung des Referenzgewichtes (durchschnittliches Körpergewicht in Abhängigkeit von Alter und Geschlecht) enden. So sind ca. 12% aller Kinder und Jugendlichen (3–18 Jahre) erheblich übergewichtig und weitere 5% übergewichtig.

Es ist allerdings ebenso eine häufige Verbreitung des **Untergewichts** festzustellen. So sind 23% der Kinder und Jugendlichen (3–18 Jahre) untergewichtig, 10% sogar erheblich untergewichtig. Dieses ist vor allem im Hinblick auf eine möglicherweise entstehende Magersucht, vorzugsweise bei Mädchen, beachtenswert.

3. Unterrichtsmaterialien

Lieblingsspeisen aus Quark 1./2. Klasse

Basismaterial

1. Thematische Schwerpunkte

1.1 Probieren verschiedener handelsüblicher Quarkzubereitungen

1.2. Entwicklung von Rezepten

1.3 Vorstellen der Rezepte

1.4 Zubereitung und gemeinsamer Verzehr von Quarkspeisen

2. Ziele

2.1 Die Kinder tauschen ihre Vorerfahrungen mit Quarkspeisen aus und stellen geschmackliche Unterschiede bei handelsüblichen Quarkspeisen fest.

2.2 Die Kinder besprechen, welche Quarkspeise sie selber zubereiten wollen und entwickeln Rezepte.

2.3 Alle Kinder der Klasse erfahren, welche Rezepte zubereitet werden sollen.

2.4 Die Kinder stellen Quarkspeisen nach den von ihnen entwickelten Rezepten her und gestalten eine gemeinsame Mahlzeit.

3. Sachinformationen

Milch und die aus Milch gewonnenen Produkte sind „allround-Genies" in ihrer physiologischen Bedeutung für die menschliche Ernährung. Allein das Milcheiweiß ist reich an essentiellen Aminosäuren und hat eine hohe biologische Wertigkeit, die sich durch Kombination mit eiweißhaltigen pflanzlichen Lebensmitteln wunderbar ergänzen läßt. Einzigartig sind die Milch und die Milcherzeugnisse in bezug auf den Mineralstoff Calcium. Die für den Menschen notwendige tägliche Calciumaufnahme basiert vorzugsweise auf dem Verzehr von Produkten aus dieser Lebensmittelgruppe.

Auch in den verarbeiteten Produkten, also auch in Speisequark und ähnlichen Frischkäsesorten, überwiegen diese wertbestimmenden Bestandteile. Durch Wasserentzug der Milch steigt der Eiweißanteil, aber auch der Fettgehalt. Bei der Dicklegung der Milch wird der Zucker in Milchsäure umgewandelt. Damit sinkt sein prozentualer Anteil im Quark. Bei der Quarkherstellung geht durch die Dicklegung ein gewisser Teil des Calciums in die Molke über und damit verloren. Dennoch ist der Gehalt an Calcium und auch an den Mineralstoffen Phosphor, Kalium, Magnesium und Jod beachtenswert. Der Gehalt an fettlöslichen Vitaminen, vor allem an Vitamin A und Vitamin D ist abhängig vom Fettgehalt des Produktes. Bei den wasserlöslichen Vitaminen spielt das Vitamin B_2 die größte Rolle, während andere, wie beispielsweise Vitamin C, nur in minimalen Mengen vorhanden sind.

Ohne den täglichen Verzehr von Milch und Milchprodukten läßt sich die Empfehlung für die Calciumzufuhr nicht erreichen. Laut des Ernährungsberichtes 1992 der Deutschen Gesellschaft für Ernährung müßte die Calciumaufnahme noch gesteigert werden. Die wünschenswerte Zufuhr liegt bei Kindern im Alter von 7–10 Jahren bei 800 mg/Tag, bei Jugendlichen zwischen 13 und 15 Jahren bei 1000 mg/Tag. Für die Altersgruppe der 15–19jährigen steigert sich der Bedarf nochmals; hier liegen die Empfehlungen bei 1200 mg/Tag, um sich dann auf 900 mg/Tag bei den Erwachsenen einzupendeln. 1000 mg Calcium sind beispielsweise durch den Verzehr von ¹/₄ l Milch, zwei Scheiben Gouda (45% Fett i.Tr.) à 30 g, zwei Scheiben Vollkornbrot à 50 g und 200 g Brokkoli zu decken.

Calciumgehalte einiger Käsesorten

Käsesorte	Calciumgehalt
Hartkäse	800–1200 mg/100 g
Schnittkäse	700–900 mg/100g
Weichkäse	230–700 mg/100g
Frischkäse*	80–100 mg/100g
Sauermilchkäse	125 mg/100g
Schmelzkäse	545 mg/100g

* Speisequark

Calcium ist für den Aufbau und Erhalt der Knochen und Zähne unentbehrlich. Deshalb ist kontinuierlicher Milchkonsum unerläßlich. Eine gute Versorgung mit Calcium ist der beste Schutz gegen frühzeitigen Knochenabbau, die Osteoporose.

Die Quarkherstellung geht von dem Rohstoff Milch aus. Diese wird gereinigt, entrahmt und anschließend pasteurisiert. Das Dicklegen der Magermilch geschieht mit Hilfe von Milchsäurebakterien. Hinzu kommt als gerinnungsfördernder Stoff eventuell etwas Labferment. Der Milchzucker wird dabei in gerinnungsauslösende Milchsäure umgewandelt, die den säuerlichen Geschmack der jeweiligen Produkte prägt. Durch das anschließende Zentrifugieren trennt sich der sogenannte Bruch von der Molke. Nach dem Passieren des Bruchs und der eventuellen Zugabe von Rahm zur Einstellung des Fett-

gehalts entstehen die verschiedenen Speisequarksorten. Man unterscheidet folgende Fettgehaltsstufen:
- Magerquark mit 2% Fett in der Trockenmasse
- Quark, Halbfettstufe; 20% Fett i.Tr.
- Quark, Fettstufe; 40% Fett i.Tr.

Durch die Zugabe von Früchten, Kräutern und anderen Lebensmitteln entstehen sogenannte Frischkäsezubereitungen. Entsprechend der Käse-Verordnung dürfen die Zutaten einen 15%igen Anteil, bei Früchten einen Anteil von 30% bezogen auf das Gesamtgewicht nicht überschreiten.

Der Verbraucher findet häufig die Bezeichnung „leicht" oder „light" auf Beschilderungen in der Käsetheke oder auf Verpackungen der Produkte. Ob es sich dabei auch um fettarme Produkte handelt, ist nicht immer ersichtlich. Die Verwirrung entsteht auf Grund der Angaben des Fettgehalts der Ware, weil sie entweder als „Fett i. Tr." (Fett in der Trockenmasse) oder als absoluter Fettgehalt genannt werden. Die Käse-Verordnung differenziert Käsesorten nach Fettgehalt in der Trockenmasse, die sich nach Wasserentzug bildet.

Fettgehaltsstufen verschiedener Käsesorten

Fettgehaltsstufe	% Fett in der Trockenmasse
Doppelrahmstufe	max. 85%; mind. 60%
Rahmstufe	mind. 50%
Vollfettstufe	mind. 45%
Fettstufe	mind. 40%
Dreiviertelfettstufe	mind. 30%
Halbfettstufe	mind. 20%
Viertelfettstufe	mind. 10%
Magerstufe	< 10%

Der absolute Fettgehalt im Käse bezieht sich auf das Gesamtgewicht. Die Käse-Verordnung schreibt hingegen die Angabe des Fettgehaltes in der Trockenmasse (i.Tr.) vor. Die Prozentzahl des Fettgehaltes in der Trockenmasse ist beispielsweise für Frischkäse mit 0,3 zu multiplizieren, um auf den tatsächlichen Fettgehalt zu kommen: Magerquark mit 2% Fett in der Trockenmasse enthält also tatsächlich nur 0,6% Fett bezogen auf das Gesamtgewicht. Quark mit 20% Fett i.Tr. enthält somit 6% Fett absolut, und der sogenannte Sahnequark mit 40% Fett i.Tr. kommt auf 12 g Fett je 100 g Ware.

4. Unterrichtsgestaltung

4.1 Schwerpunkt: Probieren verschiedener handelsüblicher Quarkzubereitungen

Benötigt werden:

- 5 verschiedene handelsübliche Quarkspeisen (sowohl gesüßte als auch pikante), die umgefüllt wurden
- je Gruppe: 5 kleine Schälchen, die mit großen Buchstaben gekennzeichnet wurden
- je Kind: 1 Teelöffel
- je Gruppe: 1 Materialbogen M 1

Vorschläge für unterrichtliches Handeln

Die Lehrerin/der Lehrer bringt verschiedene handelsübliche Quarkspeisen in neutralen Gefäßen mit.

Jede Gruppe (à ca. 4 Kinder) füllt sich von allen vorhandenen Produkten Kostproben ab. Die Kinder probieren die verschiedenen Produkte und beschreiben ihre geschmacklichen Eindrücke unter Verwendung des Materialbogens M 1.

Verschiedene Aspekte des Nahrungsmittels Quark werden den Kindern in einem Unterrichtsgespräch bewußtgemacht:

- Akzeptanz des Nahrungsmittels bei Kindern
- geschmackliche Vorlieben
- Herstellung
- gesundheitlicher Wert

4.2 Schwerpunkt: Entwicklung von Rezepten

Benötigt werden:

- je Gruppe: 1 Materialbogen M 2.1, M 2.2
- je Gruppe: 1 Blatt Zeichenkarton DIN A3

Vorschläge für unterrichtliches Handeln

Die Lehrerin/der Lehrer teilt den Kindern mit, daß verschiedene Quarkspeisen zubereitet werden sollen. Ausgangsprodukt dafür ist nicht verarbeiteter Quark, also Quark ohne Zusätze.

In Partner- oder Gruppenarbeit entscheiden die Kinder, welche Quarkspeise sie zubereiten wollen.

Materialbogen M 2 enthält beispielhaft die Namen möglicher Zutaten. Er kann ergänzt werden. Der Materialbogen M 2 (Teil 1 und Teil 2) ist zum Zerschneiden gedacht.

Jede Gruppe erhält ein Blatt Zeichenkarton DIN A3, auf das Bezeichnungen für die Zutaten, die Tätigkeiten und die Arbeitsmaterialien für ihr Rezept geklebt werden. Wenn die Gruppe mit dem Entwurf des Rezeptes fertig ist, schlägt die Lehrerin/der Lehrer vor, für das Rezept einen originellen Namen zu finden.

Ein Rezept könnte zum Beispiel folgendermaßen aussehen:

Gruppe 4: Jenni, Doreen, Peter, Chrisi

Zutaten:

Birnen

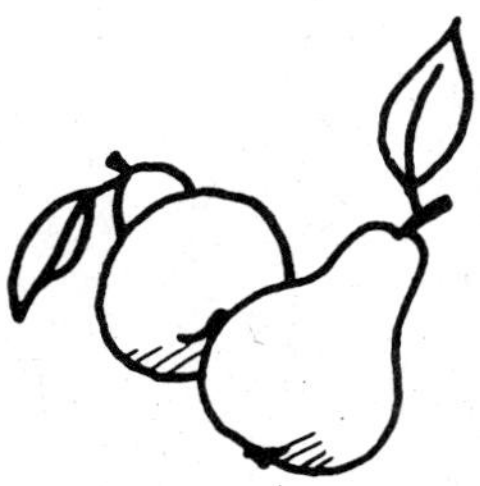

Vanillezucker

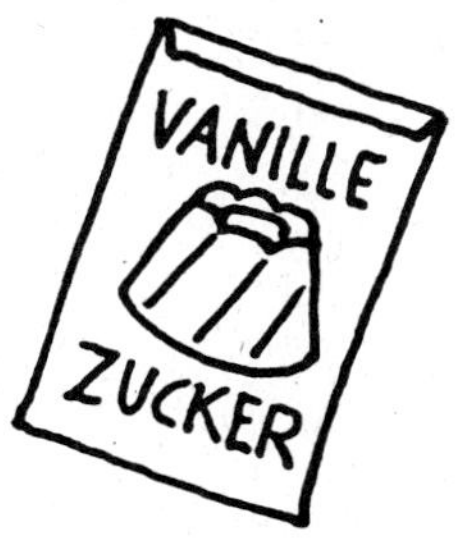

Apfelsinen

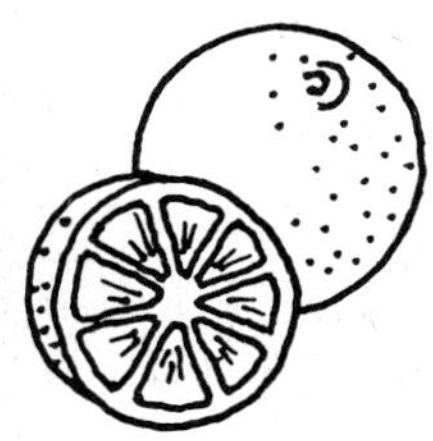

Kirschen
Apfelmus
Zitrone

Dinge, die wir brauchen:

Früchtespeise

Bananen

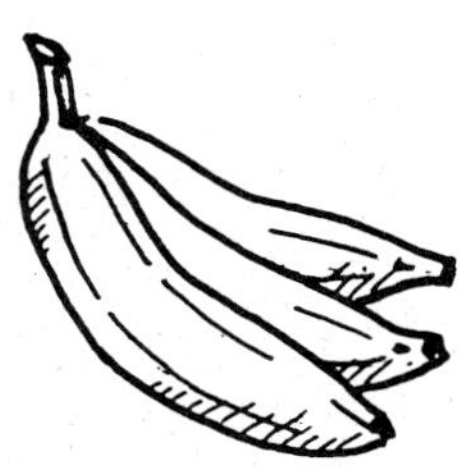

Sieb

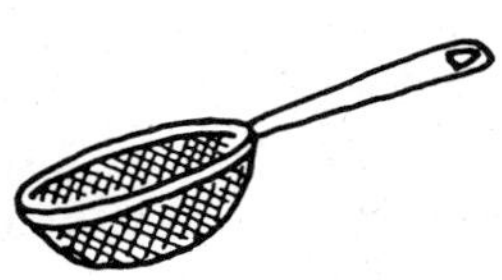

Teelöffel

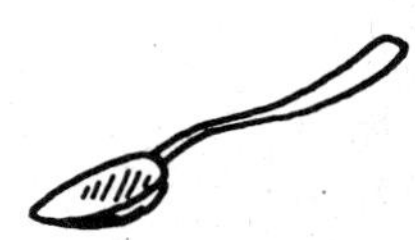

Rührschüssel

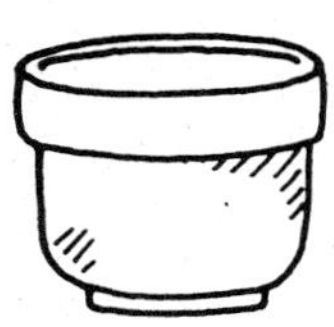

Brettchen

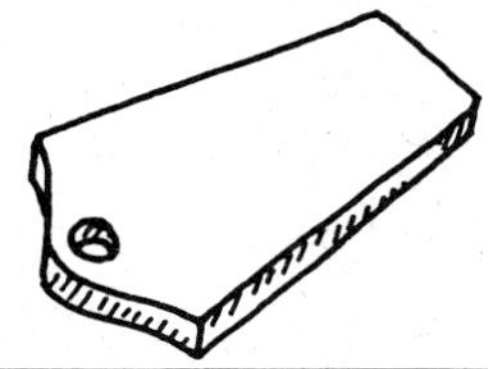

Küchenmesser

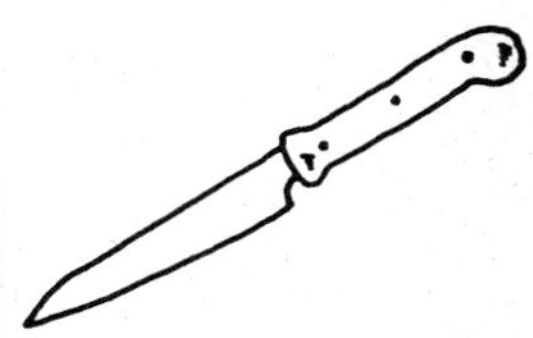

Das müssen wir tun

schälen	zerschneiden	zerkleinern
dazugeben	zerdrücken	hineinrühren
gießen	vermischen	umrühren

4.3 Schwerpunkt: Vorstellen der Rezepte

Benötigt werden:

- die in Schwerpunkt 4.2 entwickelten Rezepte
- je Kind: 1 Materialbogen M 3

Vorschläge für unterrichtliches Handeln

Die ausgearbeiteten Rezepte werden in der Klasse ausgehängt und von den jeweiligen Gruppen vorgestellt.

In den Gruppen wird genau festgelegt, wer welche Zutaten und Küchengeräte mitbringt. Jedes Gruppenmitglied kreuzt auf Materialbogen M 3 an, was es mitbringen muß. Selbstverständlich können hier individuelle Ergänzungen vorgenommen werden.

Hinweis: Um das Verfahren zu vereinfachen, sollte die Grundsubstanz der Quarkzubereitungen, der Magerquark, von der Lehrerin/dem Lehrer besorgt werden.

4.4 Schwerpunkt: Zubereitung und gemeinsamer Verzehr von Quarkspeisen

Benötigt werden:

- 3000 g Magerquark
- je Gruppe: das von den Kindern entwickelte Rezept
- je Kind: 1 Brettchen, 1 Küchenmesser, 1 Gabel, 1 Teelöffel, 1 Schälchen
- je Gruppe: die Zutaten und Geräte, die die Kinder zum Herstellen ihrer Quarkspeise benötigen
- je Gruppe: Namensschild für ihre Quarkspeise (von Kindern oder Lehrerin/Lehrer vorbereitet)
- Tischdekoration (von Kindern oder Lehrerin/Lehrer mitgebracht)

Vorschläge für unterrichtliches Handeln

Für die Zubereitung der Quarkspeisen und für den anschließenden Verzehr muß genügend Zeit zur Verfügung stehen. Die fertigen Speisen sollten frisch verzehrt werden.

Die Kinder gehen selbständig vor und stellen anhand ihres Rezeptes eine Quarkspeise her.

Die fertigen Zubereitungen werden auf ein vorbereitetes Buffet (Tischdecke, evtl. Dekoration) gestellt. Jede Gruppe stellt zu ihrer Quarkspeise ein Namensschild.

Erfahrungen aus den unterrichtlichen Erprobungen

Zu Schwerpunkt 4.1: Probieren verschiedener handelsüblicher Quarkzubereitungen

Beim Kosten der handelsüblichen Quarkzubereitungen durch die Kinder wurden ganz eindeutig die süßen den pikanten Zubereitungen vorgezogen, am beliebtesten waren Bananen- und Erdbeerquark. Es empfiehlt sich daher, nur jeweils eine pikante Sorte anzubieten, um nicht schon zu Beginn negative Einstellungen zu vertiefen.

Zu Schwerpunkt 4.2: Entwicklung von Rezepten

Hier dienen die Materialbogen M 2.1, M 2.2 als Hilfe, den geplanten Handlungsablauf festzuhalten, ohne daß dabei geschrieben werden muß. Die Tätigkeiten Ausschneiden und Aufkleben sind den Kindern aus vielfältigen Aufgabenstellungen ihres Anfangsunterrichts vertraut, so daß sich dieser Unterricht auch schon mühelos im ersten Halbjahr des ersten Schuljahres durchführen läßt.

Die Rezepte wurden bei den Erprobungen sehr unterschiedlich dargestellt. In allen Fällen wurde berichtet, daß die Kinder später bei der Quarkzubereitung keine Schwierigkeiten hatten.

Es folgt ein Beispiel für eine Rezeptdarstellung.

Rührschüssel

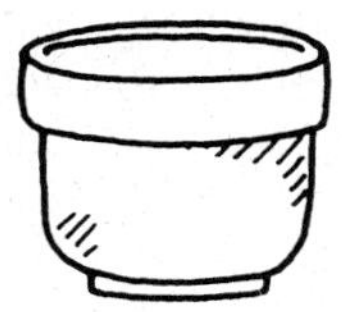

Reibe

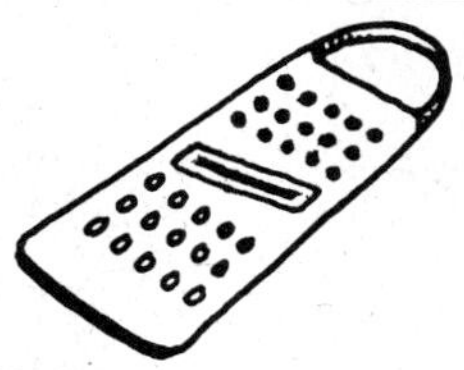

Brettchen

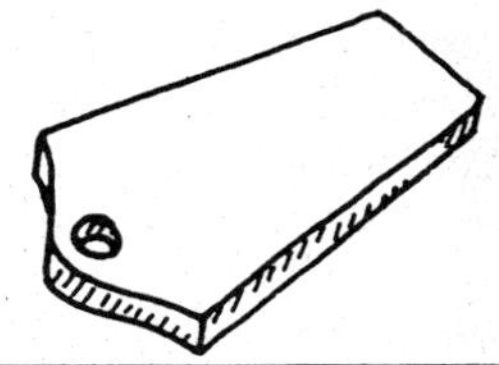

Küchenmesser

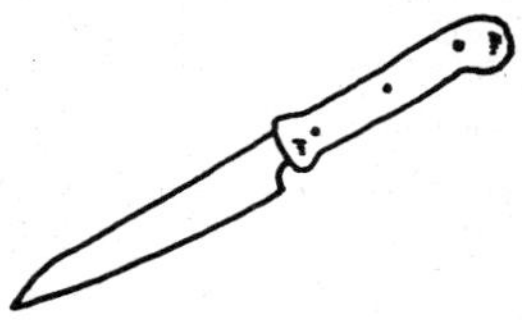

Quirl

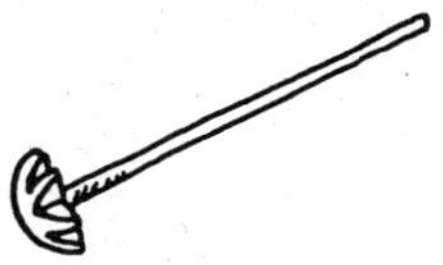

Ein scharfer Kräuterquark

Zwiebeln

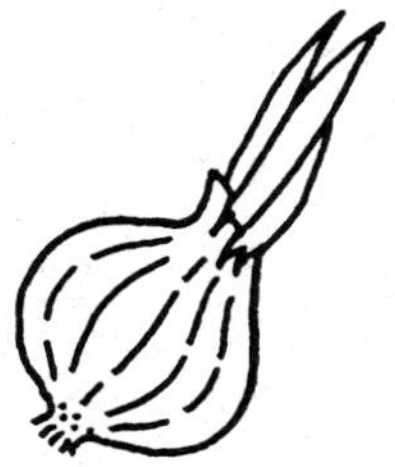

waschen

schälen

zerkleinern

hacken

Knoblauch

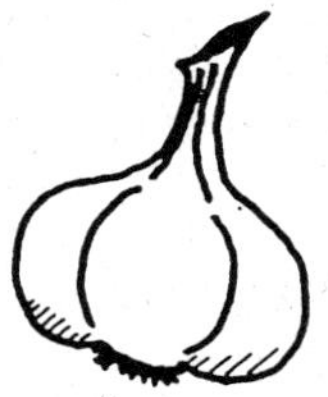

Schnittlauch

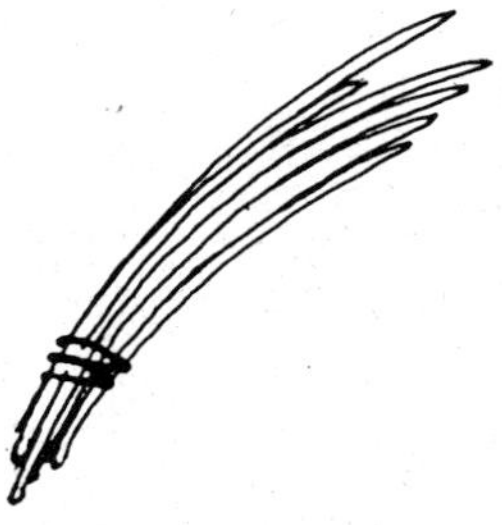

Salz

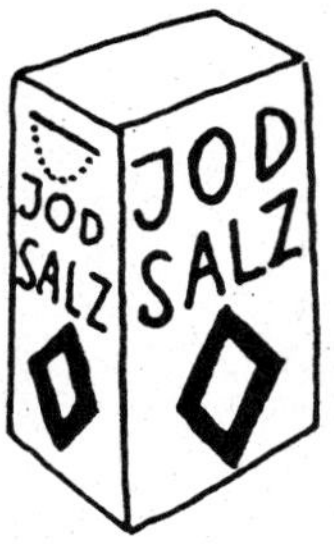

umrühren

vermischen

Zu Schwerpunkt 4.3: Vorstellen der Rezepte

Es empfiehlt sich, den Kindern hier Strukturierungshilfen für ihre Darstellung zu geben, z.B.:

- Name der Quarkspeise
- Sie besteht aus ...
- Dafür brauchen wir ...
- Zuerst waschen/schälen ... wir ...
- Dann ...

Für das Notieren der notwendigen Küchengeräte und Zutaten hat sich das einfache Ankreuzverfahren (s. Materialbogen M 3) bewährt; Kindern, die noch nicht lesen können, kann dabei relativ schnell und problemlos die Lehrerin/der Lehrer helfen.

Als Alternative könnte auch auf den Einsatz des Materialbogens M 3 verzichtet und statt dessen die untere – bebilderte – Hälfte von Materialbogen M 2.2 verwendet werden.

Auch das freie Notieren sämtlicher benötigter Materialien wurde ausprobiert, hat sich jedoch als zu zeitaufwendig auf dieser Klassenstufe nicht bewährt.

Zu Schwerpunkt 4.4: Zubereitung und gemeinsamer Verzehr von Quarkspeisen

Als wichtig für einen konfliktfreien Ablauf erwies sich, daß jedes Kind über eine Grundausstattung an Küchengeräten (1 Brettchen, 1 Küchenmesser, 1 Gabel, 1 Teelöffel, 1 Schälchen) verfügte, so daß bei der Zubereitung der Quarkspeisen kein Leerlauf entstand.

In der Praxis ging die Zubereitungsphase immer übergangslos in die Phase des Tischdeckens über. Kinder, die früher fertig waren, begannen, das Namensschild ihrer Quarkspeise liebevoll zu gestalten.

Fast allen Kindern, mit denen dieser Unterricht erprobt wurde, waren zu Beginn eigene Quarkzubereitungen unbekannt. Sie kannten nur die handelsüblichen Produkte, und deren Akzeptanz war bei den meisten Kindern relativ niedrig. Durch den Unterricht und die eigenen Zubereitungen ist die Beliebtheit von Quark als Nahrungsmittel eindeutig gestiegen.

Wir untersuchen Quarkspeisen

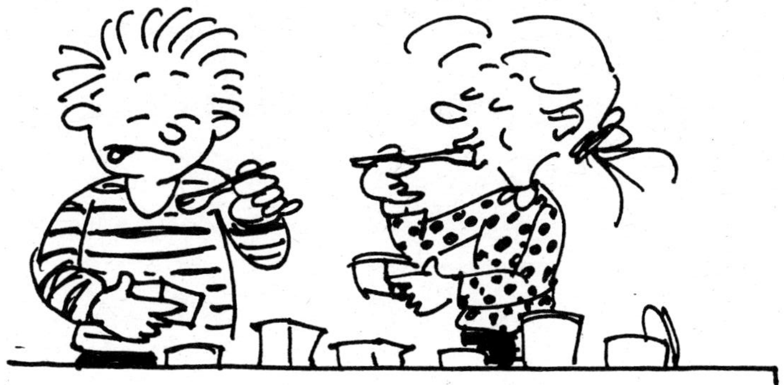

Mitglieder der Gruppe:

________________ ________________

________________ ________________

Kost-probe	Aussehen	Geschmack	Name der Quarkspeise
A			
B			
C			
D			
E			

Wir stellen Quarkspeisen her – Teil 1

Das können wir nehmen - Zutaten, die wir verwenden können			
Mandeln	Rosinen	Kakao	Pfirsiche
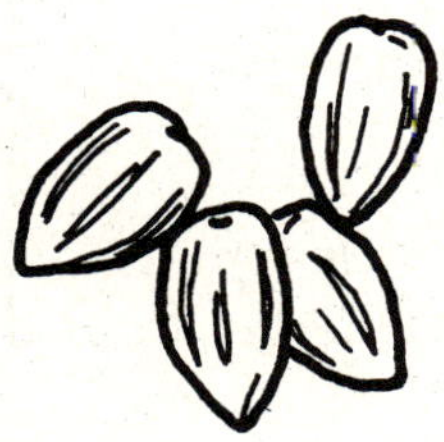	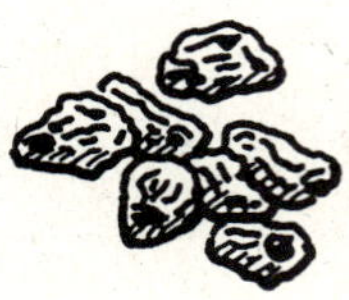	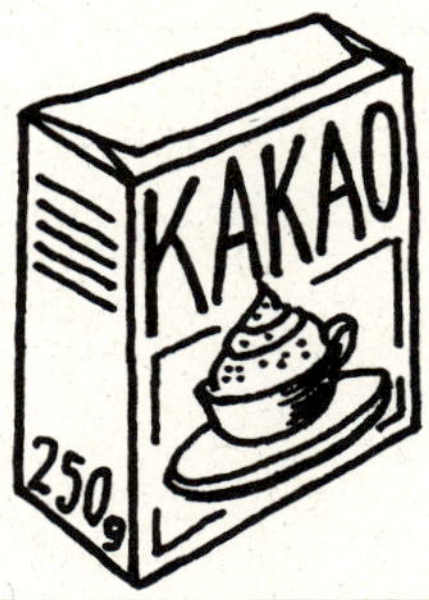	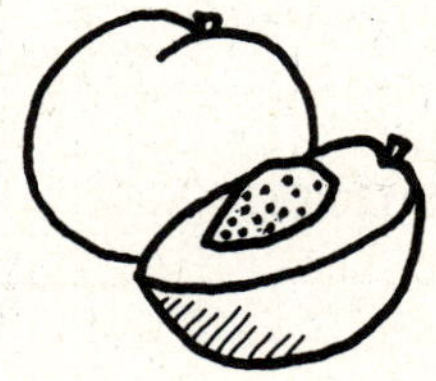
Bananen	Birnen	Apfelsinen	Schokolade
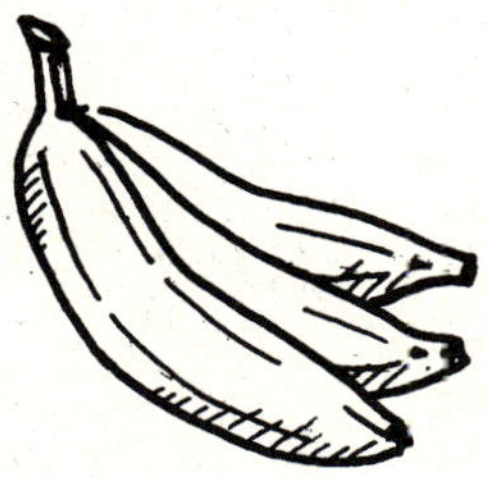	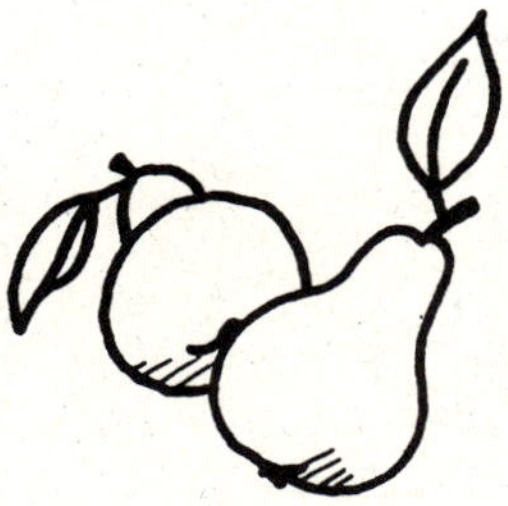	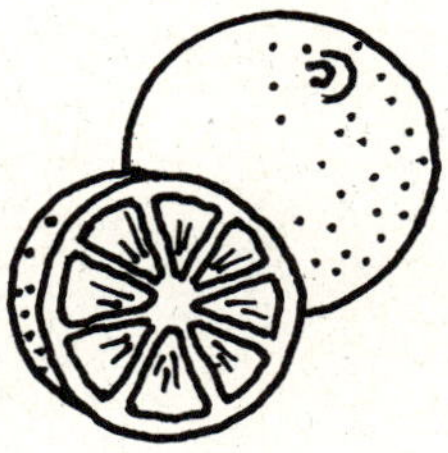	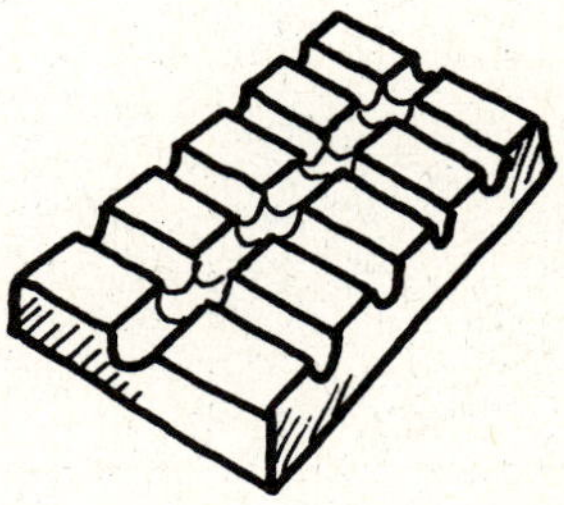
Erdbeeren	Knoblauch	Zwiebeln	Schnittlauch
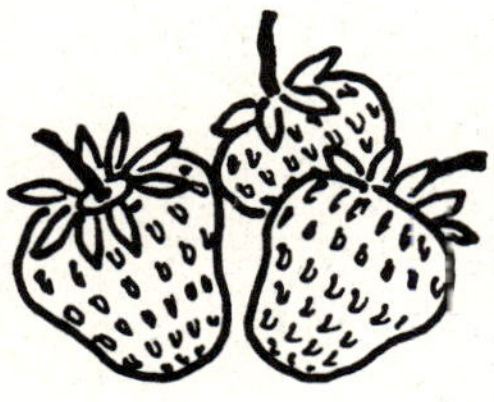	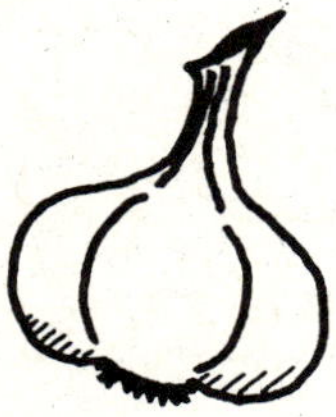	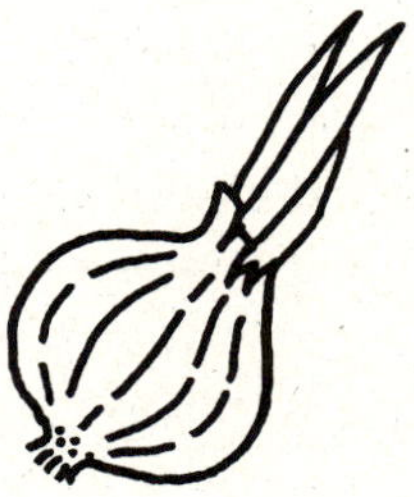	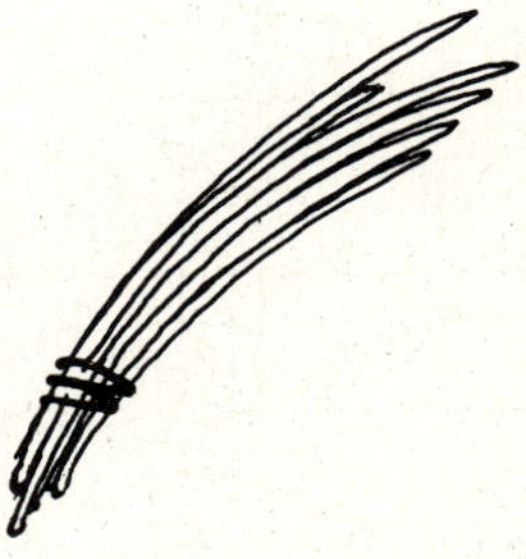
Vanillezucker	Salz	Ananas	Kirschen
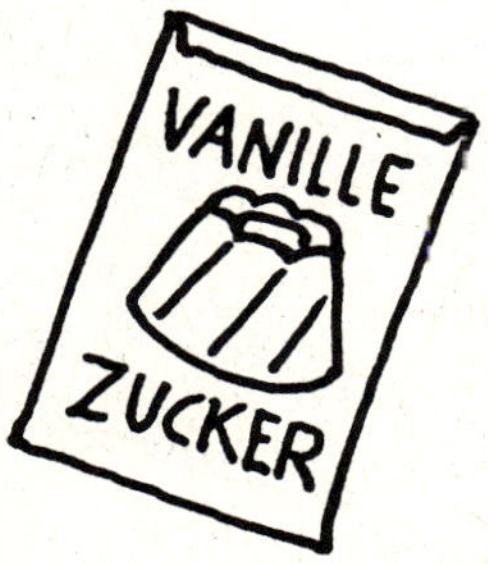	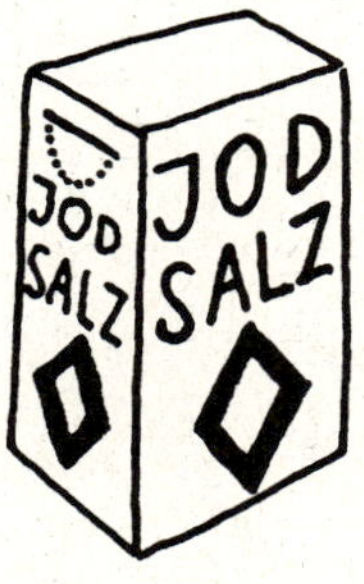	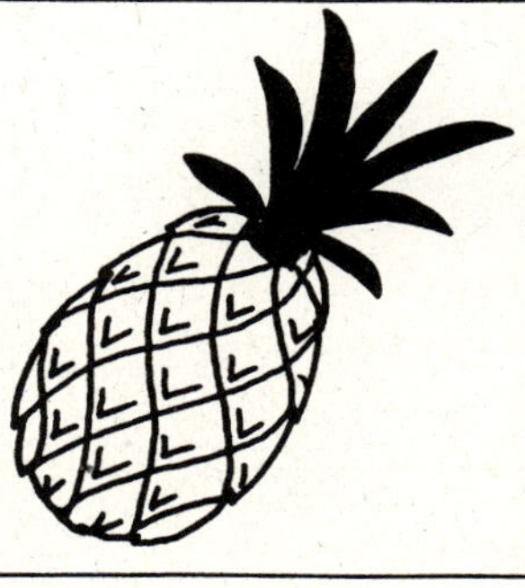	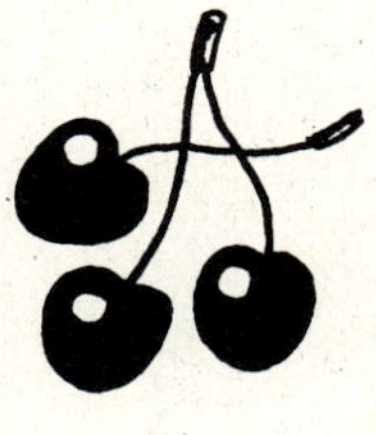

Wir stellen Quarkspeisen her – Teil 2

Das müssen wir tun			
zerschneiden	hacken	dazugeben	zerkleinern
hineinrühren	umrühren	gießen	schälen
zerdrücken	vermischen	pressen	quetschen
zerquetschen	waschen	abmessen	reiben

Das brauchen wir dazu			
Brettchen	Küchenmesser	Gabel	Teelöffel
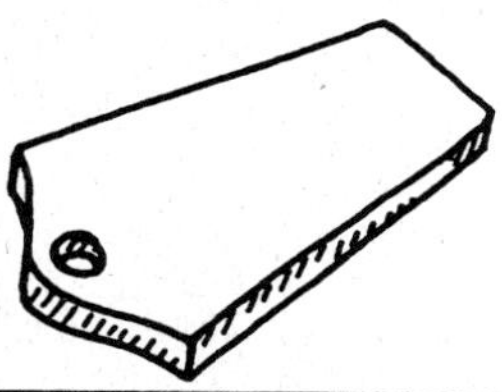	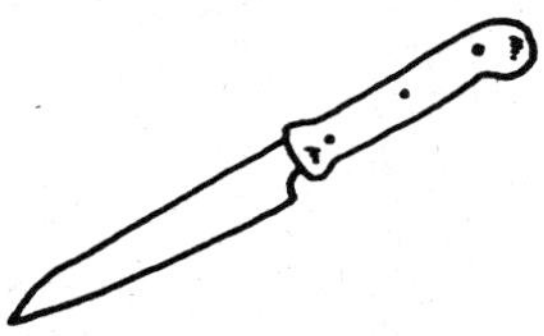	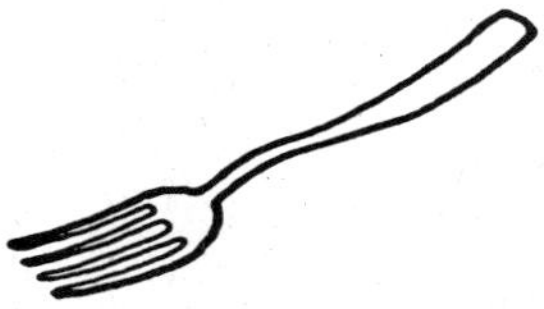	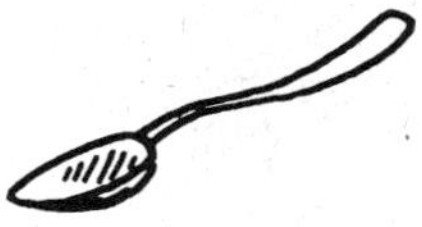
Schälchen	Rührschüssel	Rührlöffel	Reibe
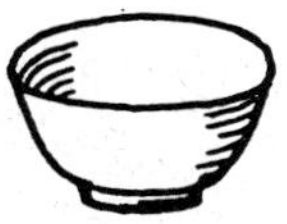	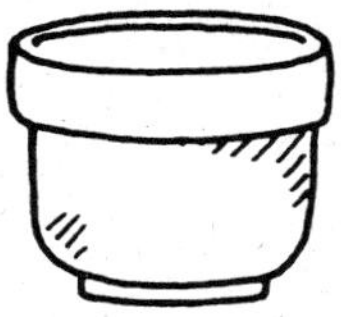	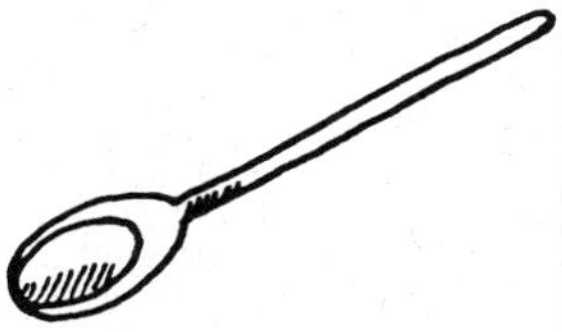	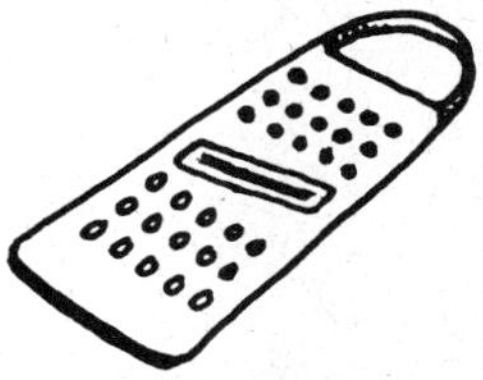
Wiegemesser	Quirl	Zitruspresse	Sieb
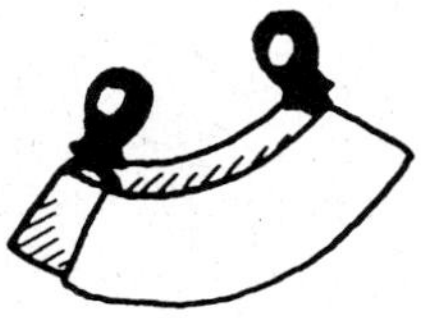	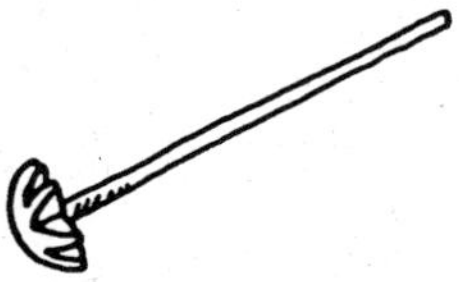		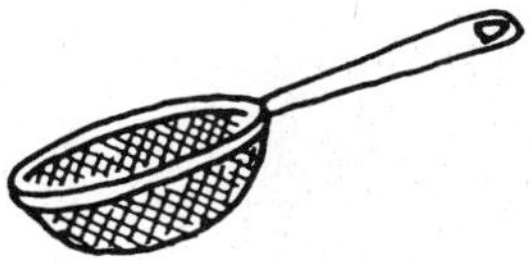
Meßbecher	Waage	Handmühle	Knoblauchpresse
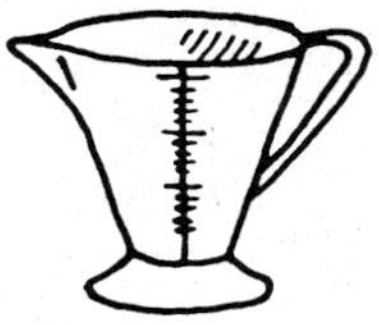	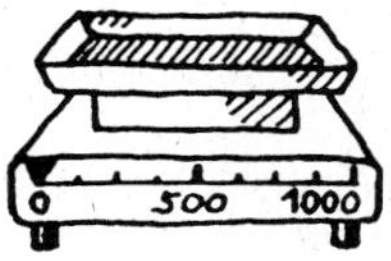	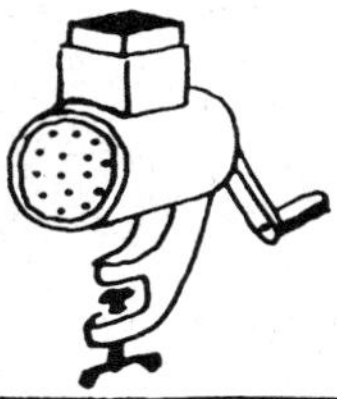	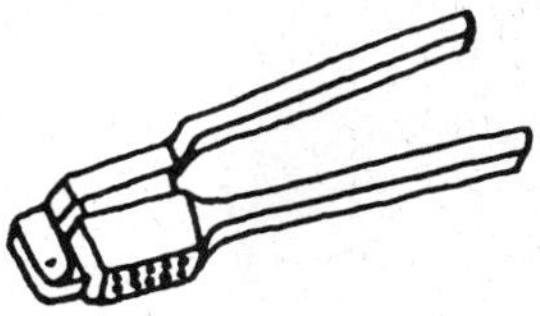

M 3

Das brauchen wir für unsere Quarkspeise

Name: ______________________________

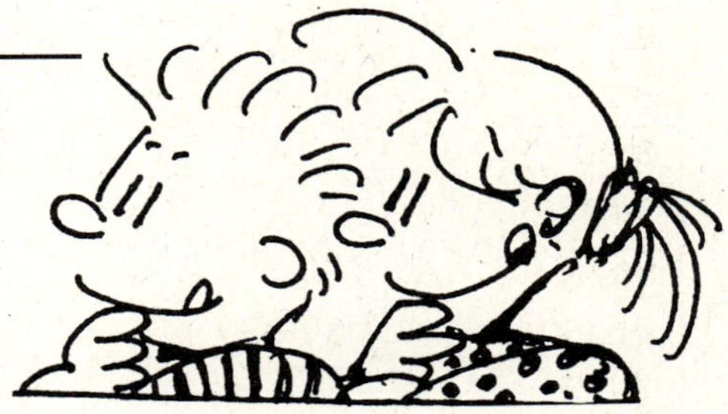

Jeder bringt mit: 1 Brettchen
1 Küchenmesser
1 Gabel
1 Teelöffel
1 Schälchen

Kreuze bitte an, was Du noch mitbringst:	
1 Rührschüssel	
1 Rührlöffel	
1 Reibe	
1 Wiegemesser	
1 Quirl	
1 Zitruspresse	
1 Sieb	
1 Meßbecher	
1 Waage	
1 Handmühle	
1 Knoblauchpresse	
50 g Mandeln	
50 g Rosinen	
Kakao (ungefähr 3 Eßlöffel)	
3 frische Pfirsiche oder 1 kl. Dose Pfirsiche	
3 Bananen	
3 Birnen	
3 Apfelsinen	
eine halbe Tafel Blockschokolade	
500 g Erdbeeren oder 1 Dose Erdbeeren	
5 Knoblauchzehen	
1 Zwiebel	
1 Bund Schnittlauch	
2 Tüten Vanillezucker	
Salz (ungefähr 1 Teelöffel)	
1 Dose Ananas	
1 Glas Kirschen	

Keime und Sprossen

1./2. Klasse

Basismaterial

1. Thematische Schwerpunkte

1.1 Aussehen und Geschmack verschiedener Samen vor der Keimung

1.2 Veränderung von Aussehen und Geschmack verschiedener Samen nach der Keimung

1.3 Zubereitung von Speisen mit verschiedenen Keimen

2. Ziele

2.1 Die Kinder beschreiben und kosten Rettichsamen, Weizenkörner, Linsen, Mungobohnen (Soja) und Kichererbsen oder einiges davon.

2.2 Eine Auswahl dieser Samen wird zur Keimung gebracht, der Prozeß wird über mehrere Tage beobachtet.

2.3 Die Kinder bereiten Speisen mit den gekeimten Samen zu.

3. Sachinformationen

Unabhängig von der Jahreszeit lassen sich durch Keimung von Hülsenfrucht- und Getreidearten sowie Samen anderer Pflanzen (z.B. Rettich, Senf oder Kresse) frische und schmackhafte Gerichte zubereiten.

Durch die Keimung werden nicht nur die äußere Erscheinung, sondern auch die Inhaltsstoffe der Samen verändert. Durch äußere Einflüsse wie Feuchtigkeit, Licht, Temperatur und innere Faktoren wie Pflanzenhormone wird der Vorgang gesteuert. Im Verlauf der Keimung tritt z.T. eine Verbesserung des Nährwertes gegenüber den getrockneten Samen ein. So erhöht sich der Vitamingehalt, die Proteinqualität steigt, während der Phytinsäuregehalt wie der anderer wertmindernder Bestandteile sinkt. Der Grad der Veränderung in den Samen hängt von der jeweiligen Art bzw. Sorte und den Keimbedingungen ab.

Der Vitamingehalt, vor allem an Vitamin C, steigt während der Keimung beträchtlich an. Bei Weizen beispielsweise ist nach viertägiger Keimung der Gehalt von 0 auf 12 mg/100g Frischsubstanz erhöht. Bei Hülsenfrüchten, speziell Mungobohnen, sind noch höhere Werte nachweisbar. Die Vitamine des B-Komplexes, zunächst Vitamin B_1 und B_2, erfahren durch den Keimvorgang eine Steigerung bis hin zum 17fachen des Ausgangswertes bei Hülsenfrüchten. Auch die Gehalte an Niacin und Vitamin E sind nach der Keimung beträchtlich. Vor allem im Winter und Frühjahr, während die Gemüsevielfalt eingeschränkt ist, sind Keime und Sprossen eine wichtige, vitaminreiche Ergänzung des Speiseplans.

Der Mineralstoffgehalt der Keimlinge entspricht dem des Samens, ist allerdings von äußeren Faktoren wie der Standortwahl und dem Gießwasser abhängig. Es zeichnen sich einige Keimlinge dennoch durch hohe Calciumwerte oder einen relativ hohen Eisengehalt aus. So deckt z.B. eine Portion Sojakeimlinge (200 g) ein Drittel des Magnesium- und Kaliumbedarfs eines Erwachsenen.

Der Proteingehalt ändert sich durch den Keimvorgang von Getreide- und Hülsenfruchtsamen nicht wesentlich, wohl aber die Zusammensetzung des Aminosäuremusters. Fast alle essentiellen Aminosäuren sind in höheren Mengen nachweisbar. So ist in diesem Zusammenhang von einer Steigerung der Proteinqualität auszugehen.

Der Ballaststoffgehalt gekeimter Samen übertrifft den der meisten Gemüsearten deutlich. So enthalten beispielsweise 100 g Weizenkeime 4,9 g und 100 g Mungobohnen 3,1 g Ballaststoffe. Im Vergleich dazu liegt der durchschnittliche Ballaststoffgehalt von Obst und Gemüse bei 2,4 g/100 g.

Da die Ballaststoffe eine wichtige Funktion bei der Darmtätigkeit übernehmen, somit die Notwendigkeit besteht, ihren Gehalt in der Nahrung zu heben, sind Sprossen und Keime eine wichtige Bereicherung.

Die wertmindernden Substanzen der Samen werden während des Keimprozesses zum großen Teil entweder abgebaut oder inaktiviert. Die Phytinsäure, die die Resorption einiger Mineralstoffe wie Calcium, Eisen und Magnesium behindert, kommt hauptsächlich in Getreide vor. Durch die Keimung und durch eventuell anschließendes Blanchieren der Keimlinge wird sie abgebaut und in ihre Funktion zerstört. Gleichzeitig werden auch die speziell in rohen Hülsenfrüchten vorkommenden Trypsin-Inhibitoren und Hämagglutinine, deren Wirkungen auf den menschlichen Organismus unerwünscht sind, teilweise abgebaut. Trypsin-Inhibitoren hemmen eiweißabbauende Enzyme und Hämagglutinine können, in großen Mengen aufgenommen, zu Verklumpungen der roten Blutkörperchen führen. Um einen vollständigen Abbau zu erreichen, sollten beispielsweise die Keimlinge von Sojabohnen, Kichererbsen und Erbsen blanchiert werden. Komplexe Kohlenhydrate, die die für Hülsenfrüchte bekannten Blähungen verursachen, werden ebenso durch den Keimvorgang abgebaut. Gegen einen zu hohen Nitratgehalt des Keimgutes sind lange Keimzeiten und eine intensive Belichtung, die den Nitratabbau fördert, dienlich. Allerdings sind Samen im Vergleich zu anderen Pflanzenteilen nur gering nitratbelastet. Die Verwendung von Watte, Styropor oder Vlies als Anzuchtgrundlage beispielsweise für Kresse, kann zur Vermehrung von Bakterien führen, die Nitrat zu Nitrit umwandeln. Auf diese Materialien sollte verzichtet werden.

Zur Keimung eignen sich alle Samen von Pflanzen, deren oberirdischen Sproßteile (Blätter und/oder Sproßachsen) eßbar sind. Es gibt auch Samen, die für die Erzeugung von verwertbaren Keimen ungeeignet sind. Dazu zählen z.B. die Samen der Nachtschattengewächse und Gartenbohnen. Sie enthalten das giftige Solanin.

Je nach Pflanzenart benötigt der Keimvorgang Wasser, Sauerstoff, Wärme und auch Licht. Nach dem Quellvorgang wird die Schale atmungsaktiv und der pflanzliche Embryo kann sich entfalten. Bald sind Keimwurzel und -blätter wie auch die Sproßachse erkennbar. Der Geschmack der Keime richtet sich nach der Keimdauer und nach den verwendeten Samenarten.

Die folgende Übersicht zeigt die verschiedenen Pflanzensamen und ihre Keimbedingungen:

Keimbedingungen verschiedener Pflanzensamen

Samen	Einweichzeit	Temperatur	Spülen	Ernte	Länge des Keims	Ertrag
1. Kleine Samen						
Luzerne	4–6 Std.	21° C	2mal	nach 5 Tagen	3 cm	1 Eßl. Samen
Senf	4–6 Std.	21° C	2mal	nach 2 Tagen	4 mm	= 50 g Sprossen
Sesam	4–6 Std.	21° C	2mal	nach 2 Tagen*	= Samen	
Hirse	8 Std.	21° C	2–3mal	nach 3 Tagen	2 mm	
2. Getreide						
Weizen	12 Std.	18–21° C	2mal	nach 2–3 Tagen	= Korn	1 Tasse Samen
Gerste	12 Std.	18–21° C	2mal	nach 2–3 Tagen	= Korn	= 150 g Sprossen
Hafer	4 Std.	18–21° C	1mal	nach 2–3 Tagen	= Korn	
Roggen	12 Std.	18° C	2mal	nach 2–3 Tagen	= Korn	
Reis	12 Std.	21° C	2–3mal	nach 3 Tagen	= Korn	
Sonnenblumenkerne	12 Std.	21–30° C	2mal	nach 2 Tagen	= Kern	
3. „Weiche“ Hülsenfr.						
Mungobohnen	12 Std.	18–21° C	2–3mal	nach 5 Tagen	1–2 cm	1 Tasse Samen
Linsen	12 Std.	21° C	2–3mal	nach 5 Tagen	2 cm	= 200–300 g Sprossen
4. „Harte“ Hülsenfr.						
Kichererbsen	12 Std.	18° C	2–3mal	nach 3 Tagen*	3–5 cm	1 Tasse Samen
Erbsen	12 Std.	18–21° C	4mal	nach 3 Tagen	= Erbse	= 200–300 g
Sojabohnen	12 Std.	18° C	4mal	nach 3 Tagen	1 cm	Sprossen
5. Schleimbild. Samen						
Kresse	6 Std.	21° C	2mal gießen	nach 8 Tagen	3–4 cm	1 Eßl. Samen
Leinsamen	4 Std.	21° C	4mal	nach 2 Tagen	= Samen	= 50 g Sprossen
6. Samen mit unverdaul. Hülsen						
Buchweizen	12 Std.	21° C	4m. besprüh.	nach 2–3 Tagen	5 mm	1 Tasse Samen
Kürbis	12–16 Std.	21° C	2–3 mal	nach 3 Tagen	3 mm	= 150 g Sprossen
Mandeln	20 Std.	21° C	2–3 mal	nach 3–4 Tagen	5 mm	

* Nicht länger keimen lassen, sonst bitterer Geschmack.

QUELLE: DOHMEN, B.: Ernährungsphysiologischer Wert von Keimlingen. In: Ernährungsumschau 7, Frankfurt am Main 1987, S. B 31.

Da der Keimprozeß unter Bedingungen abläuft, die sich u.a. auch günstig auf eine Besiedelung mit Mikroorganismen auswirken, sollten einige Hinweise zum Umgang mit Keimen und Sprossen beachtet werden:

- Die Qualität der Samen, d.h. die Belastung des Ausgangsmaterials mit Mikroorganismen ist bestimmend für die spätere Besiedelung der Keime und Sprossen.

- Gute Belüftung und regelmäßiges Spülen sind erforderlich.

- Intensive Reinigung der Keimgefäße ist notwendig; ggf. auskochen und mit Essig nachspülen, um vor der nächsten Keimung eventuellen Schimmelbesatz zu beseitigen.

- Durch Blanchieren, d.h. eine kurzzeitige Erhitzung in kochendem Wasser werden eventuell vorkommende Bakterien und Schimmelpilze abgetötet. Allerdings gehen damit gleichzeitig ein Vitaminverlust und eine verringerte Haltbarkeit einher. Unter Umständen reichen gründliches Waschen und anschließend ein Übergießen mit kochendem Wasser aus.

4. Unterrichtsgestaltung

4.1 Schwerpunkt: Aussehen und Geschmack verschiedener Samen vor der Keimung

Benötigt werden:

- 5 Schälchen, gefüllt mit Weizenkörnern, Linsen, Kichererbsen, Rettichsamen, Mungobohnen
- je 1 Namensschild für die ausgewählten Samen
- je 4er-Gruppe: 1 Materialbogen M 4

Vorschläge für unterrichtliches Handeln

Die Schüler arbeiten in Gruppen (bewährt haben sich 4er-Gruppen). Je eine Schülergruppe erhält eine Schale mit dem Samen einer Pflanzenart. Die Schüler versuchen, die Samen zu kosten und zu benennen, soweit ihnen der Name bekannt ist. Die verschiedenen Samen werden reihum gegeben, gefühlt und gekostet. Die Lehrerin/der Lehrer zeigt den Kindern nacheinander die Namen der verschiedenen Samen, sie werden gelesen und zugeordnet.

Jede Gruppe füllt einen Materialbogen M 4 aus.

Die Eintragungen werden im Unterrichtsgespräch verglichen und diskutiert. Dabei wird festgestellt, daß die ausgewählten Samen in trockenem Zustand nicht zum Verzehr geeignet sind.

Ein Gespräch über die Verwendung der Körner und Samen schließt sich an. Die Kinder berichten, daß Linsen (auch Erbsen und Bohnen) erst eingeweicht und dann gekocht werden. Rettichsamen sind ihnen vermutlich noch unbekannt, sie wissen aber evtl., daß Kressesamen (der dem Rettichsamen im Aussehen ähnelt) leicht zur Keimung gebracht und Kresse für verschiedene Speisen verwendet werden kann. Weizenkörner können zu Mehl zermahlen werden, man kann sie auch quellen lassen und dann zu einem Brei verarbeiten. Mungo- bzw. Sojabohnen sind ihnen wahrscheinlich unbekannt, evtl. kennen sie aber das bereits gekeimte Produkt, die Sojasprossen, die oft in chinesischen Gerichten verwendet werden.

Wenn die Kinder nicht wissen, daß die ausgewählten Samen durch Keimung eßbar gemacht werden können, informiert die Lehrerin/der Lehrer darüber.

Alternative: Samen, z.B. von Linsen, werden in angekeimtem Zustand zum Kosten angeboten. Die Erprobungen haben gezeigt, daß gerade Linsen den Kindern nur in gekochtem Zustand, z.B. aus dem Linseneintopf, bekannt sind. Um so überraschter waren sie über den Unterschied zwischen dem harten trockenen Samen und den wohlschmeckenden Linsenkeimlingen. Diese Anfangserfahrung wirkte sich motivierend auf den weiteren Verlauf des Unterrichts aus.

4.2 Schwerpunkt: Veränderung von Aussehen und Geschmack durch Keimung

Benötigt werden:

- 5 Schälchen, gefüllt mit Weizenkörnern, Linsen, Kichererbsen, Rettichsamen, Mungobohnen – je 1 Namensschild für die verwendeten Samen
- 1 oder 2 Keimgerät(e), ersatzweise andere für die Keimung geeignete Küchengeräte (Teller, Marmeladenglas, Plastikschale)
- je 4er-Gruppe: 1 Materialbogen M 5

Vorschläge für unterrichtliches Handeln

Am unproblematischsten geht die Keimung vonstatten, wenn ein oder zwei Keimgeräte zur Verfügung stehen. Ist dies nicht der Fall, so kann wie folgt vorgegangen werden: Die Samen werden in ein flaches Gefäß gelegt (z.B. flache Teller, breite Gläser, Plastikschalen mit Deckel) und mit ca. einem halben Liter Wasser übergossen. Nach ungefähr einer Stunde wird das Wasser abgegossen. Dies geschieht zweimal täglich (in der Schule am zweckmäßigsten zu Beginn und zum Ende des Unterrichtsvormittags). Die keimenden Samen werden mit Folie, Mull oder Leinen abgedeckt. In die Abdeckung können Schlitze geschnitten werden, das beugt der Schimmelbildung vor.

Die Gefäße mit den Samen werden mit den entsprechenden Namen gekennzeichnet.

Das Begießen der Samen wird etwa 3–5 Tage lang wiederholt. Eine Veränderung im Aussehen ist bereits am zweiten Tag beobachtbar: Sprossen entstehen. Die Kinder sollten einzelne angekeimte Samen kosten, sie sind bereits nach einem Tag Keimdauer weich geworden und genießbar.

Alle Beobachtungen werden täglich in den Materialbogen M 5 eingetragen.

Alternative A:

Der Keimvorgang aller Samen wird zum selben Zeitpunkt beendet (nach 3, 4 oder 5 Tagen). Dieser Zeitraum reicht aus, um einen genügend langen Sproß zu bilden, der genug Eigengeschmack hat, um mit ihm Speisen zuzubereiten.

Alternative B:

Die Speisen werden an verschiedenen Tagen zubereitet, je nach gewünschter Sproßlänge.

Wenn der Keimungsvorgang abgebrochen wird, werden die Sprossen in einem Sieb unter fließendem Wasser abgespült, abgetropft und bis zur Weiterverarbeitung in den Kühlschrank gestellt. Hier halten sie sich noch etwa zwei Tage frisch.

4.3 Schwerpunkt: Zubereitung von Speisen mit verschiedenen Keimen

Benötigt werden:

- die gekeimten Samen
- weitere Zutaten, entsprechend den ausgewählten Rezepten
- Küchengeräte, entsprechend den ausgewählten Rezepten

Vorschläge für unterrichtliches Handeln

Hier kann weitgehend experimentiert werden. Es bieten sich als Alternativen an:

Alternative A:

Sprossen schmecken auch ohne jede Zubereitung als Rohkost. Hierzu paßt auch eine Kombination , z. B. mit

- Radieschen,
- Kohlrabi,
- Mohrrüben.

Alternative B:

Weitere Zubereitungsmöglichkeiten bestehen wie bei jeder anderen Rohkost, z.B.:

- mit Zitrone abspritzen,
- mit frischen Kräutern oder Obst,
- mit Joghurt,
- mit Quark.

Alternative C:

Das folgende Buffet ist als Vorschlag und Anregung zu verstehen, wenn die Sprossen als Zutaten zu verschiedenen Gerichten und nicht mehr als Hauptbestandteil verwendet werden sollen. Auf genaue Mengenangaben wird hier verzichtet, sie müssen ohnehin den jeweiligen Rahmenbedingungen angepaßt werden.

BUFFET

Appetithappen

Salat aus „grünem Gemüse"

Nudelsalat mit Sprossen

Gefüllte Tomaten

Sprossenquark

1. Appetithappen

Zutaten:
- hartgekochtes Ei
- Cracker
- Rettichsprossen

Auf jeden Cracker wird eine Scheibe hartgekochtes Ei gelegt, gekeimte Rettichsamen werden darüber gestreut. (Achtung: Es gibt Kinder, denen die Rettichsprossen zu scharf sind!)

2. Salat aus „grünem Gemüse"

Zutaten:
- Blattsalat
- grüne Gurke
- gekeimte Kichererbsen
- Dressing aus Joghurt, etwas Senf, je einer Prise Zucker, Salz, Pfeffer

Den Blattsalat waschen, abtrocknen, zerpflücken, in eine Schüssel geben. Die grüne Gurke schälen, in kleine Würfel schneiden und über den Blattsalat streuen. Darüber die gekeimten Kichererbsen verteilen. Das Dressing aus Joghurt, Senf, Salz, Pfeffer, Zucker anrühren und über den Salat geben.

3. Nudelsalat mit Sprossen

Zutaten:
- gekochte Hörnchennudeln
- frische Champignons
- Banane
- Sojasprossen
- Dressing: Joghurt mit etwas Sojasoße und Zitronensaft

Die Champignons waschen, in Scheiben schneiden, die Banane schälen und in Stücke schneiden. Alle Zutaten mit den gekochten Nudeln vermengen, als Dressing Joghurt mit etwas Sojasoße und einem Spritzer Zitrone vermischen und dazugeben.

4. Gefüllte Tomaten

Zutaten:
- möglichst große Tomaten
- Linsensprossen
- Dressing: Salz, Pfeffer, Joghurt

Tomaten waschen und aushöhlen, die Deckel aufbewahren. Die Linsensprossen mit Joghurt, Salz und Pfeffer vermischen und in die Tomaten füllen, Deckel draufsetzen.

5. Sprossenquark

Zutaten:
- Quark
- Apfel
- Haselnüsse
- Weizensprossen

Die Äpfel schälen und in kleine Schnitze schneiden. Quark mit den Apfelschnitzen, Haselnüssen und Weizensprossen vermengen.

Erfahrungen aus den unterrichtlichen Erprobungen

Die Unterrichtsvorschläge zum Thema „Keime und Sprossen" ließen sich bei den Erprobungen gut durchführen, und zwar auch dort, wo die räumlichen und ausstattungsmäßigen Möglichkeiten einer Schule beschränkt waren. Weder benötigt man für die Realisierung eine Küche noch spezielle Geräte, es reicht ein Wasseranschluß.

Empfehlenswert ist, die Realisierung dieses Themas einzubetten in einen unterrichtlichen Kontext über gesunde Ernährung, und dies auch auf einem Elternabend zu besprechen. Bewährt hat sich ein handlungsorientierter Einstieg auch für den Elternabend, z.B. den Eltern einen vorbereiteten Salat aus Keimen und Sprossen anzubieten. Dies verstärkte die positive Einstellung vieler Eltern gegenüber gesunder Ernährung.

Probleme gab es bei den Erprobungen lediglich bei der Beschaffung der Körner und Samen, daher hier einige Hinweise:

- Weizenkörner gibt es z.B. in „Bio-Läden“ und in Vollkornbäckereien.
- Mungo- bzw. Sojabohnen gibt es ebenfalls in „Bio-Läden“, mitunter auch im Gartenfachhandel (Sämereien).
- Rettichsamen sind ebenfalls im Samenfachhandel erhältlich.
- Linsen zu beschaffen, stellt kein Problem dar.
- Kichererbsen werden in der arabischen Küche häufig verwendet. Man erhält sie in den entsprechenden Abteilungen großer Lebensmittelmärkte (Lebensmittelabteilung im Kaufhaus, große Supermarktketten), sie können aber auch ersetzt werden durch grüne oder gelbe Erbsen oder auch durch weiße Bohnen.

Die Unterrichtsvorschläge wurden als konkret genug empfunden, so daß sich anhand der Vorschläge für unterrichtliches Handeln der Unterricht gut organisieren ließ. Sie weisen auch die notwendige Offenheit auf, um eigene methodische Varianten zu entwickeln.

Zu Schwerpunkt 4.1: Aussehen und Geschmack verschiedener Samen vor der Keimung

Für die Realisierung wurden in den Erprobungen ca. 60 bis 90 Minuten, verteilt auf ein bis zwei Tage, gebraucht.

In einer Erprobung kam zu Materialbogen M 4 folgendes Protokoll zustande:

Wir beschreiben und kosten Körner und Samen

Name des Korns oder Samens	Aussehen	Geschmack
Linsen	*flach, etwas grün, rundlich*	*bitter*
Rettichsamen	*rund, braun*	*scharf, ein bißchen bitter*
Weizenkörner	*rundlich gelb, ockergelb, mittelgroß, Ritze drin*	*mehlig*

Zu Schwerpunkt 4.2: Veränderung von Aussehen und Geschmack verschiedener Samen nach der Keimung

Für die unterrichtliche Realisierung sind insgesamt ca. 80 Minuten, verteilt auf vier Tage, anzusetzen.

Folgendes Protokoll entstand in einer Erprobung zu Materialbogen M 5:

Körner und Samen verändern sich durch Keimung

Name	Aussehen	Geschmack
Linsen	1. Tag: *Sie sind ein bißchen aufgegangen.*	
	2. Tag: *Es sind Keime dran.*	
	3. Tag: *Die Stengel sind länger.*	*weicher, frischer/etwas bitter*
Rettichsamen	1. Tag: *etwas weiß*	*sauer*
	2. Tag: *etwas gelb/heller Stengel*	*weich und scharf*
	3. Tag: *etwas grün/ größerer heller Stengel*	*frisch, scharf/ etwas nach Radieschen*
Weizenkörner	1. Tag: *aufgeplatzt und größer*	*hart*
	2. Tag: *Es sind Keime dran.*	*weicher*
	3. Tag: *Sie sind größer geworden/ etwas hellbraun*	*ganz weich/mehlig*

Zu Schwerpunkt 4.3: Zubereitung von Speisen mit verschiedenen Keimen

Alle drei Alternativen der Zubereitung haben sich bei den Erprobungen bewährt. Am beliebtesten war Alternative A, der Genuß der Sprossen ohne weitere Verarbeitung.

M 4

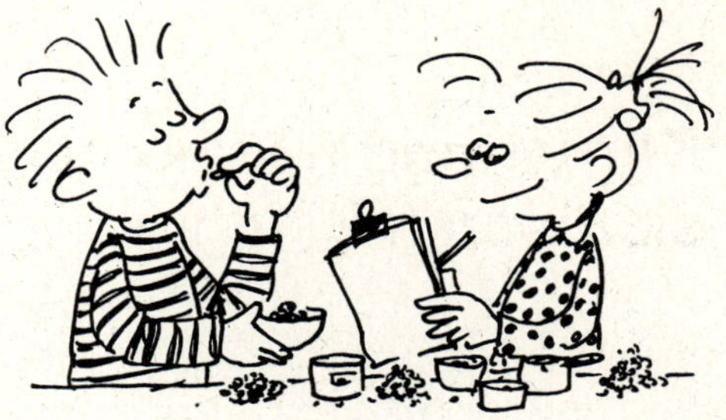

Wir beschreiben und kosten Körner und Samen

Name des Korns oder Samens	Aussehen	Geschmack

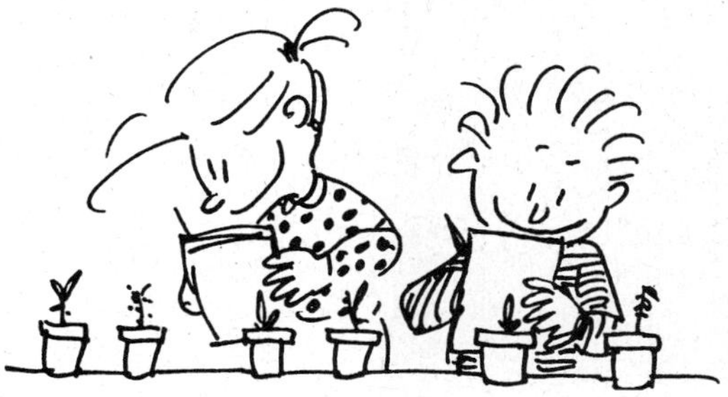

Körner und Samen verändern sich durch Keimung

Name der Körner/Samen	Tag	Aussehen	Geschmack
	1.		
	2.		
	3.		
	4.		
	5.		
	1.		
	2.		
	3.		
	4.		
	5.		
	1.		
	2.		
	3.		
	4.		
	5.		

Schmackhafte Getränke ohne Zuckerzusatz

1./2. Klasse

Basismaterial

1. Thematische Schwerpunkte

1.1 Erkundung von Trinkgewohnheiten der Kinder

1.2 Dokumentation beliebter Getränke

1.3 Informationen über die Schädlichkeit übermäßigen Zuckerkonsums für das Gebiß

1.4 Zuckergehalt von Getränken

1.5 Zubereitung von zuckerfreien Getränken

2. Ziele

2.1 Die Kinder tauschen sich im Gespräch über ihre Trinkgewohnheiten aus. Dabei soll sich jedes Kind seiner Vorlieben bewußt werden und darüber sprechen, was es alles trinkt.

2.2 Mit einer Collage von Etiketten bzw. von Verpackungen dokumentieren die Kinder die in der Klasse beliebtesten Getränke.

2.3 Die Lehrerin/der Lehrer informiert über die Schädlichkeit von Zucker für die Gesundheit der Zähne.

2.4 Die Kinder stellen fest, welche von ihren Lieblingsgetränken Zucker enthalten. Sie erörtern die Frage, ob es auch Getränke ohne Zucker gibt, die ihnen schmecken könnten.

2.5 Die Kinder wählen mit Hilfe der Lehrerin/des Lehrers einige Getränke aus, die sie herstellen und kosten wollen. Diese werden anschließend gemeinsam zubereitet. Die Kostproben werden hinsichtlich ihres Geschmacks besprochen, Die Rezepte einiger beliebter Getränke werden schriftlich festgehalten.

3. Sachinformationen

Zucker ist umgangssprachlich ein Sammelbegriff, der alle Süßungsmittel, die aus löslichen Kohlenhydraten bestehen, zusammenfaßt. Dazu gehören Monosaccharide (z.B. Traubenzucker, Fruchtzucker), Disaccharide (z.B. Rüben- oder Rohrzucker, Milchzucker, Malzzucker) und Polysaccharide (Stärke).

Einfachzucker werden ohne Spaltung im Darm resorbiert und gehen ins Blut über. Mit seiner Hilfe wird der Zucker in die Zellen transportiert. Doppel- bzw. Mehrfachzucker werden durch entsprechende Enzyme im Darm in Einfachzucker überführt, um anschließend resorbiert zu werden. In den Körperorganen dienen die meist zur Glucose (Traubenzucker) umgewandelten Einfachzucker der Energiezufuhr.

Glucose kann nur begrenzt als Glycogen in Leber und Muskulatur gespeichert werden. Ein permanent zu hoher Zuckerkonsum kann bei gleichzeitig überhöhter Energieaufnahme zu Übergewicht führen.

Ein weiterer, zu bedenkender Aspekt bei dem Verzehr von zuckerhaltigen Speisen ist die Kariogenität der Saccharide. Das Maß der Schädigung der Zähne durch Karies hängt von mehreren Faktoren ab: Ernährungsweise, Verweildauer des Zuckers in der Mundhöhle, Mikroorganismenbesiedelung in der Mundhöhle und die Beschaffenheit des Gebisses.

In der Mundhöhle kommen Mikroorganismen vor, die die niedermolekularen Kohlenhydrate zu organischen Säuren umbauen können. Diese greifen die Zähne an. Einmal entstandene Löcher im Zahn sind nicht wieder durch Neubildung von Zahnsubstanz zu schließen. Im Gegenteil, sie bieten den Mikroorganismen Nischen, in denen sie sich ungehindert vermehren können. Unterbleibt richtige Zahnpflege, so bilden Bakterien Zahnbeläge. Eine Säuberung der Zahnoberfläche durch den Speichel wird dadurch verhindert. Die Zahnbeläge lassen sich nur durch mechanische Reinigung der Zähne entfernen. Deshalb ist das regelmäßige Zähneputzen nach jeder Mahlzeit besonders wichtig und beugt der Karies vor.

Um die zahnschädigende Wirkung der Zucker zu umgehen, werden vermehrt Zuckeraustauschstoffe und Süßstoffe verwendet.

Fast alle Zuckeraustauschstoffe gehören von ihrer chemischen Struktur zu den Zuckeralkoholen. Bekannte Zuckeraustauschstoffe sind Sorbit, Xylit, Mannit und Isomalt. Sie haben geringe Kariogenität und werden auch zur Herstellung von Süßwaren verwendet, wirken allerdings, im Übermaß konsumiert, abführend. Zu bedenken bleibt außerdem, daß sie kalorienhaltig sind.

Kalorienfrei und nicht an der Kariesentstehung beteiligt sind hingegen die Süßstoffe. Dazu zählen z.B. Cyclamat, Saccharin, Aspartam und Acesulfam-K.

Süßkraft der Süßstoffe

Süßstoff	Süßkraft im Vergleich zum Haushaltszucker
Cyclamat	35fache Süßkraft
Saccharin	450fache Süßkraft
Aspartam	140fache Süßkraft
Acesulfam-K	200fache Süßkraft

Am meisten Verwendung findet die Süßstoffmischung aus 10 Teilen Cyclamat und 1 Teil Saccharin. So wird der leicht bittere Nachgeschmack von Saccharin gemildert und die Süßkraft des Cyclamat gesteigert. Angeboten werden die Süßstoffe in Tablettenform, flüssig oder als Streusüße und sind entweder einzeln oder in Kombination in zahlreichen energiereduzierten Produkten zu finden.

Es handelt sich bei den Süßstoffen um synthetisch hergestellte Produkte, die chemisch nicht mit dem Zucker verwandt sind und in der Natur nicht vorkommen. Sie werden nicht resorbiert und sind brennwertfrei. Nur Aspartam wird wie ein Protein verstoffwechselt, wobei der Brennwert mit 17,2 kJ/g = 4,1 kcal/g wegen der geringen Mengen, die aufgenommen werden, unbedeutsam ist. Beachtenswert sind hier allerdings die Ausgangsstoffe für das Produkt: Aspartam wird unter anderem aus Phenylalanin, einer Aminosäure hergestellt. Für Menschen, die unter der Stoffwechselkrankheit Phenylketonurie leiden, ist Aspartam nicht zum Verzehr geeignet, da die Aminosäure Phenylalanin nicht normal verstoffwechselt werden kann. Soweit Phenylalanin Bestandteil des Süßungsmittels ist, müssen die Waren, die es enthalten, einen entsprechenden Warnhinweis tragen.

Der Ende der 60er Jahre in den USA geäußerte Verdacht, Saccharin und Cyclamat seien krebserregend, konnte wissenschaftlich nicht bestätigt werden. Dennoch gibt es sogenannte ADI-Werte (Acceptable Daily Intake). Unter Berücksichtigung aller toxikologischen Untersuchungen stellen diese Werte die Mengen je Kilogramm Körpergewicht dar, die ein ganzes Leben lang täglich, ohne Risiko für die Gesundheit aufgenommen werden dürfen.

ADI-Werte verschiedener Süßstoffe

Süßstoff	**ADI-Wert pro kg Körpergewicht**	**entspricht bei 60 kg Körpergewicht**	**entspricht bei 75 kg Körpergewicht**	**ADI-Wert in Zuckeräquivalent bei 60 kg Körpergewicht**	**ADI-Wert in Zuckeräquivalent bei 75 kg Körpergewicht**
Saccharin	bis 5 mg	300 mg	375 mg	135 g	169 g
Cyclamat	bis 11 mg	660 mg	830 mg	26 g	35 g
Aspartam	bis 40 mg	2,4 g	3 g	480 g	600 g
Acesulfam-K	bis 15 mg	900 mg	1125 mg	180 g	225 g

QUELLE: AID-Verbraucherdienst informiert. Nr. 1157, 5. Auflage, Bonn 1993, S. 27.

Sogenannte alternative Süßungsmittel besitzen nach weitverbreiteter Meinung die „bessere, weil gesündere“ Süße als Zucker. Zu diesen Produkten zählen z.B. der braune Zucker, Ahornsirup, Birnendicksaft und diverse Honige. Der braune Zucker erhält bzw. behält seine Farbe durch die Unterlassung der Reinigung von der Melasse. Diese enthält zwar einige Mineralstoffe, die Menge, die auf diese Weise aufgenommen wird, spielt aber in der menschlichen Ernährung keine Rolle. Die übrigen Eigenschaften des Zuckers, die Kariogenität wie auch die Tatsache, daß ein übermäßiger Verzehr zu Übergewicht führen kann, gelten auch für den braunen Zucker. Ahornsirup, Birnendicksaft wie auch andere Fruchtsirupe bestehen vorzugsweise aus Zucker (z.B. Zuckergehalt im Ahornsirup: 67%). Der Gehalt an Vitaminen und Mineralstoffen ist gering, so daß sie bei den üblichen Verzehrgewohnheiten nicht zur Versorgung mit diesen Nährstoffen beitragen. Ähnliches gilt auch für die verschiedenen Honigsorten. In 100 g Blütenhonig sind im Durchschnitt 80 g Kohlenhydrate, ca. 19 g Wasser und 0,4 g Eiweiß, 0,2 g Mineralstoffe und 2,5 mg Vitamine enthalten. Um den Bedarf an Mineralstoffen und Vitaminen zu decken, reicht die normalerweise verzehrte Menge niemals aus. Die Enzyme, denen im Honig besondere Bedeutung beigemessen wird, kann der Mensch selbst in dem für ihn ausreichendem Maß produzieren. Grundsätzlich ist der Mensch nicht auf die Zufuhr von Enzymen aus Lebensmitteln angewiesen. Die mit der Nahrung aufgenommenen Enzyme, vornehmlich eiweißhaltige Verbindungen, werden im sauren Milieu des Magens inaktiviert. Insgesamt ergibt sich aus der Verwendung dieser Süßungsmittel kein Vorteil. Abgesehen von dem für sie typischen Aroma, das bei der Speisenzubereitung durchaus erwünscht sein kann, muß vor allem auch auf das kariogene Potential dieser Süßungsmittel hingewiesen werden. Gleichzeitig kann auch hier ein übermäßiger Verzehr zu Übergewicht führen.

Das Ernährungsverhalten unserer Bevölkerung zeigte nach dem Zweiten Weltkrieg eine deutliche Fehlentwicklung. So ging der Verzehr an komplexen Kohlenhydratträgern wie Kartoffeln, Brot und anderer Getreidegerichte kontinuierlich zurück. Hingegen stiegen Zuckerverbrauch und Fettverzehr drastisch an. So erfuhr der Zuckerverbrauch einen Anstieg um 20% von Mitte der 60er bis Mitte der 80er Jahre. Der Ernährungsbericht 1992 der DGE stellt fest, daß der Verbrauch von Zucker zumindest nicht mehr steigt. Der Saccharoseverzehr durch Haushaltszucker, Süßigkeiten und zuckerhaltige Getränke liegt bei ca. 13% der Gesamtenergiezufuhr. Eine Reduzierung auf 10% wäre wünschenswert. In konkreten Zahlen hieße das: ein Mensch mit einer durchschnittlichen Energieaufnahme von 9500 kJ (ca. 2300 kcal) pro Tag nimmt ca. 70 g Zucker auf, während ein täglicher Verzehr von maximal 56 g erstrebenswert wäre. Ein Schritt in die richtige Richtung wäre die Senkung der Süßschwelle; der Zucker soll nicht weggelassen, es sollte nur weniger stark gesüßt werden. Das ist ein Lernprozeß, der längere Zeit in Anspruch nimmt, aber langfristig zu Erfolgen führen kann. Eine positive Entwicklung in diesem Sinne ist in den letzten Jahren festzustellen.

4. Unterrichtsgestaltung

Hinweis: Einige Tage vor dem Unterricht werden die Eltern über das Vorhaben informiert.

Vorschlag für einen Elternbrief:

> Liebe Eltern der Klasse ....,
>
> wie auf dem letzten Elternabend angekündigt, will ich mich in der nächsten Woche mit dem Thema „Getränke" beschäftigen. Im Interesse der Gesundheit der Kinder will ich dabei vor allem darauf hinwirken, daß gezuckerte Getränke weitgehend vermieden werden. Zucker ist für die Zähne gefährlich. Getränke schmecken auch ohne Zucker gut.
> Bitte, unterstützen Sie mich bei diesem Vorhaben. Das kann dadurch geschehen, daß Sie zu gegebener Zeit Ihrem Kind eine Getränkepackung seines Lieblingsgetränks (bzw. dessen Etikett) mitgeben.
> Sie sollten Ihr Kind aber auch bei der Auswahl von zuckerfreien Getränken beraten.
>
> Mit freundlichen Grüßen
>
> ....

4.1 Schwerpunkt: Erkundung von Trinkgewohnheiten der Kinder

Benötigt werden:

- für jedes Kind: 1 Materialbogen M 6

Vorschläge für unterrichtliches Handeln

Indem die Lehrerin/der Lehrer nach den heute mitgebrachten Getränken fragt, regt sie/er Äußerungen der Kinder zu folgenden Fragen an:

- Was trinke ich in der Schule und was zu Hause?
- Welches Getränk schmeckt mir besonders gut?
- Was ist wohl darin enthalten?

Die Lehrerin/der Lehrer erläutert danach das Vorhaben der nächsten Stunde und fordert die Kinder auf, ein Etikett oder eine leere Getränkepackung von ihrem Lieblingsgetränk mitzubringen. Die Kinder sollen zu Hause den Materialbogen M 6 ausfüllen, indem sie die Namen ihrer Lieblingsgetränke eintragen.

4.2 Schwerpunkt: Dokumentation beliebter Getränke

Benötigt werden:

- Packpapierbahn
- Scheren
- Klebstoff
- 3 breite Marker
- von den Kindern mitgebrachte Etiketten oder Getränkepackungen ihrer Lieblingsgetränke

Vorschläge für unterrichtliches Handeln

Als Ergebnis dieses Schwerpunktes soll eine Collage der Etiketten bzw. Ausschnitte der Getränkepackungen entstehen. Aus der Collage soll hervorgehen, welche Getränke in dieser Klasse mehrheitlich getrunken werden. Dazu wird das mitgebrachte Etikett bzw. die auf- und ausgeschnittene Getränkepackung jedes Kindes auf einer Packpapierbahn aufgeklebt. Die gleichen Getränke werden einander zugeordnet, so daß die Häufigkeitsverteilung erkennbar wird.

4.3 Schwerpunkt: Informationen über die Schädlichkeit übermäßigen Zuckerkonsums für das Gebiß

Benötigt werden:

- OH-Folie „Ein Loch im Zahn" (hergestellt aus M 7)

Vorschläge für unterrichtliches Handeln

Die Lehrerin/der Lehrer informiert die Kinder darüber, daß Zucker für die Zähne schädlich ist: Bakterien, die immer im Mund vorkommen, bilden aus Zucker Säuren. Diese Säuren greifen die Zähne an. Das sollte in Form einer betont wissenschaftlich-objektiven Darstellung geschehen. Mit Hilfe einer OH-Folie (hergestellt aus Materialbogen M 7) kann die Lehrerin/der Lehrer erläutern, was an Zähnen passiert, wenn sie von Säuren angegriffen werden.

Als Unterrichtsergebnis wird ein Tafeltext erarbeitet, der etwa so lauten kann:

Zucker schmeckt süß. Er ist aber auch gefährlich für unsere Zähne. Wenn Zucker oft und lange im Mund ist, entstehen Säuren, die Löcher in Zähnen verursachen können.

Die Lehrerin/der Lehrer fordert die Kinder auf, zur nächsten Stunde ihr Lieblingsgetränk mitzubringen.

4.4 Schwerpunkt: Zuckergehalt von Getränken

Benötigt werden:

- ein Lieblingsgetränk jedes Kindes (in Originalpackung)
- eine 1-l-Flasche Limonade
- eine 1-l-Flasche zuckerhaltiges Cola-Getränk
- zweimal je 120 g Würfelzucker
- einige Kopien Materialbogen M 8 („Warnschild")
- rote Filzstifte

Vorschläge für unterrichtliches Handeln

Impuls der Lehrerin/des Lehrers: „Heute sollt ihr überprüfen, ob eure Lieblingsgetränke Zucker enthalten."

Die Kinder sehen auf der Packung ihres Getränkes nach, ob es Zucker enthält. Wenn das der Fall ist, wird das Getränk mit einem Warnschild beklebt. Zuvor werden die Buchstaben des Warnschildes VORSICHT! ZUCKER! mit einem Filzstift rot ausgemalt.

Die Lehrerin/der Lehrer demonstriert zum Abschluß des Schwerpunktes, wieviel Zucker in einem gezuckerten Getränk enthalten ist. Sie/Er präsentiert ein zuckerhaltiges Cola-Getränk und eine zuckerhaltige Limonade in den Originalverpackungen und stellt daneben die reale Zuckermenge auf, die darin enthalten ist. (In 1 l Cola-Getränk oder Limonade sind ca. 120 g Zucker gelöst, das sind 36 Stück Würfelzucker!)

4.5 Schwerpunkt: Zubereitung von zuckerfreien Getränken

Alternative A:

Die Kinder mischen verschiedene zuckerfreie Getränke zu „ihrem" Getränk. Sie sollten dabei auch ausgefallene oder ungewöhnliche Kombinationen erproben.

Alternative B:

Den Kindern wird ein Teil der Getränke vorgegeben. Sie beschränken sich auf das Auspressen von Zitrusfrüchten und mischen sie zu eigenen Kombinationen.

Alternative C :

Die Kinder brühen ihre Tees auf, pressen Zitrusfrüchte aus und wählen fertige Getränke zum Kosten aus.

Bei jeder Vorgehensweise sollen die Kinder am Ende das „Rezept" ihres Getränkes schriftlich festhalten (Materialbogen M 9)). Im Unterrichtsgespräch tauschen sich die Kinder dann aus, welche Getränke ihnen am besten geschmeckt haben.

Benötigt werden (bei A, B, C):

- einige Flaschen Mineralwasser
- drei verschiedene zubereitete und beschriftete Tees
- einige beschilderte Flaschen ungezuckerter Säfte
- für jedes Kind: 1 Trinkbecher (sollte von zu Hause mitgebracht werden)
- für jedes Kind: 1 Materialbogen M 9

***Alternative B*, benötigt werden zusätzlich:**

- für jedes Kind: eine gehälftete Zitrusfrucht (wobei 70% Orangen, 20% Pampelmusen, 10% Zitronen gewählt werden sollten)
- für jede 4er-Gruppe: eine Zitruspresse

***Alternative C*, benötigt werden zusätzlich:**

- ein Wasserkocher
- eine Kanne Wasser
- Teebeutel bzw. Tees (Kräuter- und Früchtetees)
- Teekannen

Vorschläge für unterrichtliches Handeln

Alternative A:

Die Lehrerin/der Lehrer stellt die verschiedenen Getränkeangebote mit den entsprechenden Schildern auf mehreren Tischen (je nach Gruppenzahl) bereit.

Sie/Er erinnert zu Beginn an die Fragestellung, wie sie sich aus dem vorangegangenen Unterricht ergibt: „Wir haben festgestellt, welche Getränke ihr am liebsten trinkt. Einige davon sind gezuckert. Zusätzlicher Zucker ist aber schädlich für die Zähne. Deshalb wollen wir heute herausfinden, ob euch Getränke schmecken, die wenig oder gar keinen Zucker enthalten. Das könnt ihr heute ausprobieren. Jede/r kann heute 'sein Getränk' zubereiten."

Jedes Kind notiert auf dem Materialbogen M 9 die Zutaten für sein Getränk. Es sollte diesem Getränk einen Namen geben.

Alternative B:

Zunächst darf jedes Kind seine beiden Hälften einer Zitrusfrucht auspressen. Danach läuft der Unterricht so ab wie bei Alternative A.

Alternative C:

Die Kinder entscheiden mit der Lehrerin/dem Lehrer, welche zuckerfreien Getränke ausgewählt bzw. hergestellt werden. Anschließend werden die Arbeitsaufträge zusammengestellt, die sich aus der Auswahl ergeben, z.B.

- Aufbau einer Getränkebar
- Aufbrühen verschiedener Tees
- Auspressen von Zitrusfrüchten
- Bereitstellen fertiger zuckerarmer bzw. zuckerfreier Getränke

Auch bei dieser Alternative stellen die Kinder für sich „ihr Getränk“ her, indem sie verschiedene Mischungen ausprobieren, sich für eines entscheiden und ihm einen Namen geben (Materialbogen M 9).

Liste zuckerfreier bzw. zuckerreduzierter Getränke

alle Mineralwasser
Obstsäfte: Apfel
Apfelsine
Grapefruit (Pampelmuse)
Kirsche
Gemüsesäfte
alle Früchtetees
alle Kräutertees
Saft einer selbst ausgepreßten Zitrone

Erfahrungen aus den unterrichtlichen Erprobungen

Die Anordnung der Schwerpunkte wurde gelegentlich verändert. Zwei Lehrerinnen haben mit der Gefährlichkeit von Zucker für die Zahngesundheit (Schwerpunkt 4.3) begonnen und dann erst die Trinkgewohnheiten erfragt (Schwerpunkt 4.1).

Zu Schwerpunkt 4.2: Dokumentation beliebter Getränke

Es gab unterschiedliche Dokumentationsformen. Neben der großen Packpapierbahn, auf der alle Schüler ihr Lieblingsgetränk wiederfinden, wurden z.B. die Repräsentanten gruppenweise aufgeklebt und diese Kartons dann an eine Leine im Klassenraum gehängt.

In der Regel wurde eine breite Mischung von Getränken genannt: von Cola-Getränken bis Mineralwasser, von Apfelsaft bis Milch und von Limonaden bis Zitronentee.

Nicht ausgeschlossen werden kann es, daß einige Schüler „geschönte“ Angaben machen, d.h. die ihrer Meinung nach von der Lehrerin erwarteten Getränke nennen. Eine Lehrerin hat sogar die Eltern in Verdacht, die Kinder „vorgewarnt“ zu haben, da die Angaben nicht mit ihren Beobachtungen übereinstimmten. Für das Unterrichtsergebnis sind solche „falschen“ Angaben wenig bedeutsam – nehmen sie doch das Ziel lediglich vorweg.

Es wurde in allen Fällen eine Reihe von gezuckerten Getränken genannt. Nicht immer hatten alle Kinder Packungen oder Etiketten ihres Lieblingsgetränkes mit. Es empfiehlt sich, den Eltern kurz vorher eine genaue Zeitangabe zukommen zu lassen und die Kinder am Tage zuvor eindringlich auf die Wichtigkeit dieser Aufgabe hinzuweisen.

Zu Schwerpunkt 4.3: Informationen über die Schädlichkeit übermäßigen Zuckerkonsums für das Gebiß

Einige Unterrichtende haben sich weiteres Anschauungsmaterial zur Zahngesundheit besorgt, beispielsweise Poster von gesunden und kranken Zähnen. Materialien dieser Art kann man bei Zahnärzten, bei Jugendzahnärzten oder auch bei den Krankenkassen bekommen.

Einige Lehrerinnen/Lehrer haben bei der Erprobung bereits hier die Konsequenzen aus der Schädlichkeit von Zucker für den Getränkekonsum herausgearbeitet und Erweiterungen am Tafeltext vorgenommen. So könnte ein solcher Tafeltext formuliert sein:

Viele Getränke enthalten Zucker, der bei unseren Zähnen Karies verursachen kann!
Zum Beispiel in Cola-Getränken, Limonaden und gesüßten Säften ist viel Zucker enthalten. Deshalb trinken wir ungesüßten Tee mit verschiedenen Fruchtsäften gemischt, Säfte ohne Zuckerzusatz oder Mineralwasser.

Zu Schwerpunkt 4.4: Zuckergehalt von Getränken

Es sind verschiedene Darstellungsformen der Ergebnisse dieses Schwerpunktes gewählt worden:
- Ausstellung der Originalpackungen mit bzw. ohne Warnschilder,
- Plakate mit den Etiketten bzw. den aufgeschnittenen Original-Getränkekartons; jedes einzelne Kind kennzeichnete mit einem Warnschild „VORSICHT! ZUCKER!“ das von ihm mitgebrachte Getränk, soweit es gezuckert war.

Dieser Schwerpunkt wurde von den Schülerinnen und Schülern besonders geschätzt. Die Organisationsprobleme wurden je nach Situation unterschiedlich gelöst. Die Alternative B wurde am häufigsten gewählt, d.h. die Lehrerin bereitete ein gewisses Angebot an Getränken vor, und die Kinder konnten zusätzlich die verschiedenen Zitrusfrüchte auspressen. Hier einige Angebotsbeispiele:

Orangen – Pampelmusen – Zitronen
Mineralwasser – Gemüsesaft – Roter Traubensaft
Ananassaft – Apfelsaft
Hagebuttentee – Früchtetee – Schwarzer Johannisbeertee

Bei den Getränkemischungen entwickelten die Kinder große Phantasie. Einige der Namen sollen hier genannt werden:

Frühlingstrunk	*Bunter Früchtetraum*
Traumgetränk	*Musikdrink*
Süßsauersaftgetränk	*Sommersaft*
Hawaiigetränk	*Dracula-Trunk*
Zaubersaft	*Mineralshake*

Mein Lieblingsgetränk

Name: ______________________________

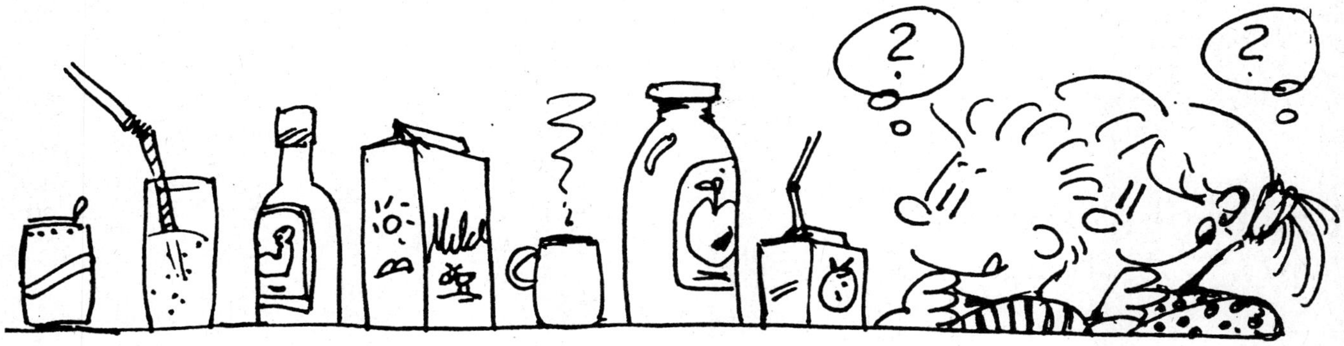

Das trinke ich am liebsten:

Das trinke ich auch gern:

Zahn mit Karies

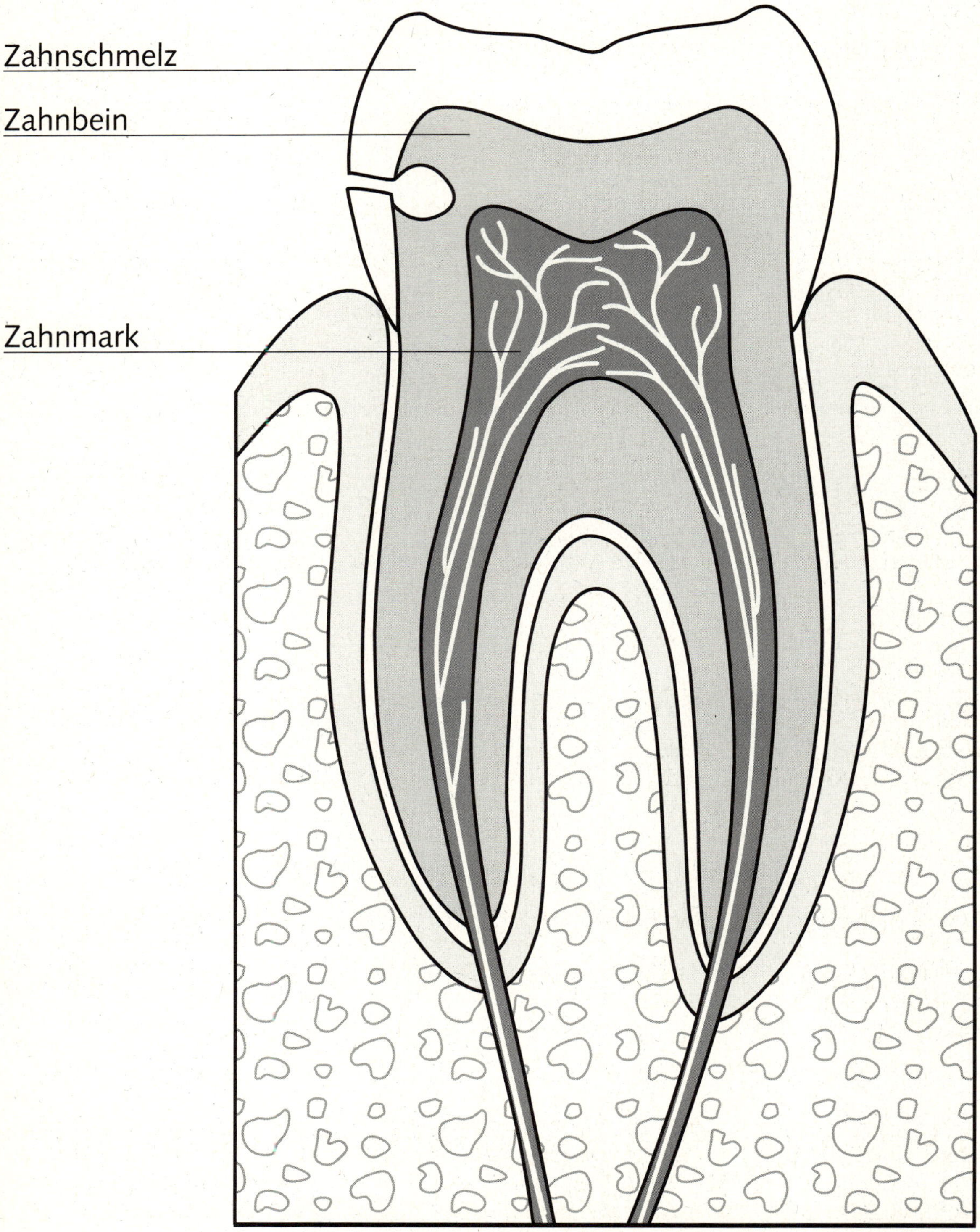

Warnschilder

VORSICHT ZUCKER!	VORSICHT ZUCKER!	VORSICHT ZUCKER!
VORSICHT ZUCKER!	VORSICHT ZUCKER!	VORSICHT ZUCKER!
VORSICHT ZUCKER!	VORSICHT ZUCKER!	VORSICHT ZUCKER!
VORSICHT ZUCKER!	VORSICHT ZUCKER!	VORSICHT ZUCKER!
VORSICHT ZUCKER!	VORSICHT ZUCKER!	VORSICHT ZUCKER!
VORSICHT ZUCKER!	VORSICHT ZUCKER!	VORSICHT ZUCKER!
VORSICHT ZUCKER!	VORSICHT ZUCKER!	VORSICHT ZUCKER!

Mein Getränk

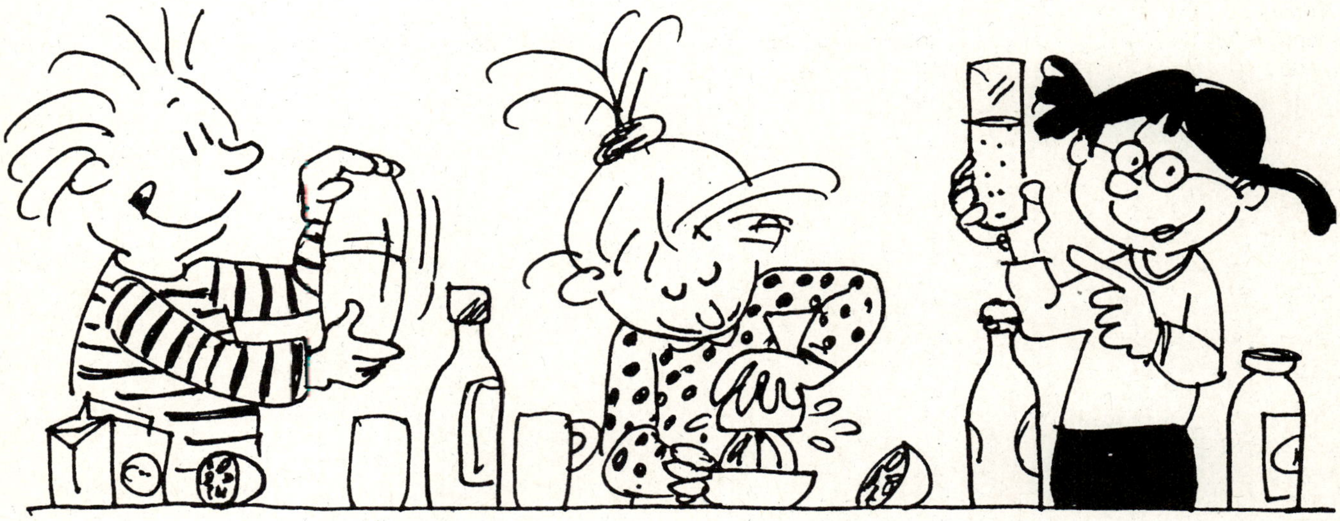

Das habe ich in mein Getränk getan:

Ich nenne mein Getränk:

Ein Rohkostbuffet

1./2. Klasse

Basismaterial

1. Thematische Schwerpunkte

1.1 Einige Gemüse benennen und kosten

1.2 Gemüse einkaufen

1.3 Gemüse für ein Rohkostbuffet zubereiten

1.4 Vom Rohkostbuffet gemeinsam essen

1.5 Das eigene „Rezept“ notieren

1.6 Dokumentation des Vorhabens in einem Bild

2. Ziele

2.1 Die Kinder tauschen ihre bisherigen Kenntnisse und Erfahrungen mit den verschiedenen Gemüsesorten untereinander aus.

Sie lernen die Gemüsenamen und deren Wortbilder kennen und führen eine Geschmacksprüfung der rohen Gemüseproben durch.

2.2 Gemeinsamer Einkauf von Gemüse in Gruppen. Richtiges Verhalten auf dem Wochenmarkt, im Supermarkt oder beim Gemüsehändler und beim Einkauf wird handelnd erfahren.

2.3 Die Kinder lernen die Zubereitungsschritte Waschen, Schälen und Zerkleinern von Gemüse (Zerschneiden, in Scheiben schneiden, Hacken, Raspeln) kennen und führen sie konkret aus. Sie bauen ein Rohkostbuffet auf.

2.4 Jedes Kind stellt sich seinen Rohkostsalat zusammen. Die Kinder verzehren gemeinsam ihre Salate.

2.5 Die Kinder notieren die Zutaten für ihr „Rezept“.

2.6 Die Kinder dokumentieren das vorangegangene Vorhaben, indem jedes Kind hierzu ein Bild malt.

3. Sachinformationen

Der Ernährungskreis (s. S.13) zeigt, daß die Hälfte der am Tag verzehrten Lebensmittel aus stärkehaltigen Sättigungsgrundlagen wie Brot, Kartoffeln oder Getreide und aus Gemüse bestehen sollte. Gemüse ist, ob in gegarter oder roher Form verzehrt, eine hervorragende Quelle für Vitamine und Mineralstoffe. So sind neben Vitamin C besonders die Vitamine des B-Komplexes und Carotin als Vorstufe von Vitamin A vertreten. Bei den Mineralstoffen sind vor allem Kalium, Phosphor und Magnesium wertbestimmend. Eisenhaltig sind z.B. Grünkohl, Spinat, Mangold, diverse Küchenkräuter und besonders Soja. Zur Stärkung des Immunsystems, also auch zur Vorbeugung gegen Grippe und Erkältungen, sind Obst und Gemüse, in rohem Zustand verzehrt, von großer Bedeutung. Sogenannte sekundäre Pflanzenstoffe, die hitzeempfindlich sind und auch keinen Nährstoffcharakter haben, werden als gesundheitsfördernd betrachtet. Es handelt sich dabei um zahlreiche, chemisch unterschiedliche Verbindungen, die beispielsweise Bakterien abtöten, das Wachstum von Pilzen hemmen oder eine Schutzwirkung für die Körperzellen übernehmen können. Dazu zählen unter anderem die Senföle in Kresse und Meerrettich, Flavonoide und Polyphenole in Früchten und auch das Allicin in Zwiebelgewächsen. Die neueren Forschungen zur Krebsprävention zeigen, daß dabei Obst- und Gemüseverzehr eine besondere Rolle spielen.

Neben den durch Gemüse bereitgestellten Vitaminen und Mineralstoffen liefern diese auch die für die Funktionsfähigkeit des Darms so wichtigen Ballaststoffe. Es handelt sich dabei um Bestandteile pflanzlicher Nahrung, die durch die Enzyme im menschlichen Dünndarm nicht gespalten werden können.

Hauptsächlich sind dieses nicht resorbierbare Kohlenhydrate wie Cellulose, Hemicellulose und Pektine. Da jeder dieser Komponenten eine andere Aufgabe zufällt, sollten alle Ballaststoffquellen in der Nahrung berücksichtigt werden (sowohl aus Vollgetreide als auch aus Obst, Gemüse und Kartoffeln). Eine ausreichende Ballaststoffzufuhr kann Übergewicht und der Entstehung verschiedener Krankheiten vorbeugen. So sind Funktionsstörungen wie Verstopfung, Dickdarmdivertikulose, Gallensteine, Fettstoffwechselstörungen, Diabetes mellitus und auch das Dickdarmcarcinom eng mit der Höhe der Ballaststoffzufuhr verbunden. Deshalb empfiehlt die Deutsche Gesellschaft für Ernährung Erwachsenen eine Zufuhr von mindestens 30 g Ballaststoffen pro Tag. Für Kinder, die z.B. 2000 kcal am Tag aufnehmen, sind 25 g Ballaststoffe wünschenswert.

Ballaststoff-, Vitamin- und Mineralstoffgehalt verschiedener Gemüse
(bezogen auf den eßbaren Anteil in 100 g eingekaufter Ware)

Gemüse	kcal	verwertbare Kohlenhydrate	Ballaststoffe	Vitamin A µg	Vitamin B_1 mg	Vitamin B_2 mg	Vitamin B_6 mg	Vitamin C mg	Kalium mg	Phosphor mg	Eisen mg	Magnesium mg
Blumenkohl	14	1,6	1,8	3	0,07	0,06	0,12	45	205	35	0,4	11
Gurke (ungeschält)	9	1,5	0,7	20	0,01	0,02	0,03	6	105	17	0,4	6
Kohlrabi	16	2,5	1,0	20	0,03	0,03	0,08	40	250	35	0,6	30
Steckrübe	7	0,7*		14	0,04	0,05	0,17	25	190	25	0,4	9
Kürbis	17	3,0*		230	0,03	0,05	0,08	8	270	30	0,6	6
Möhren	20	4,0	2,8	1620	0,06	0,04	0,08	6	235	30	1,7	15
Paprika	15	2,5	1,5	25	0,05	0,04	0,21	105	165	20	0,6	9
Radieschen	9	1,4	1,0	2	0,02	0,02	0,04	18	160	15	1,0	5
Rettich	10	1,4	0,9	1	0,02	0,02	0,05	21	245	20	0,6	11
Tomate	19	3,3	1,8	130	0,05	0,03	0,1	23	285	25	0,5	20
Weißkohl	20	3,6	2,0	5	0,04	0,03	0,09	36	175	20	0,4	18
Sauerkraut	18	2,4	2,1	3	0,03	0,05	0,21	20	290	45	0,6	14
Bleichsellerie	12	1,1	3,6	3	0,05	0,08	0,09	7	344	48	0,5	12

* Werte für den Gesamtkohlenhydratgehalt.

QUELLE: Auszüge aus WIRTHS, W.: Die kleine Nährwerttabelle der DGE, 36. Aufl., Umschau-Verlag, Frankfurt/M. 1993.

Die Zufuhrempfehlungen für Kinder im Grundschulalter bei einer durchschnittlichen Energiezufuhr von 2000 kcal sind folgende:

Kohlenhydrate	Ballaststoffe	Vitamin A	Vitamin B_1	Vitamin B_2	Vitamin B_6	Vitamin C	Kalium	Phosphor	Eisen	Magnesium
254 g	25 g	0,8 mg	1,1mg	1,2 mg	1,4 mg	65 mg	1,6 g	1,2 g	10 mg	170 mg

QUELLE: nach DGE-Empfehlung für die Nährstoffzufuhr, 5. Überarbeitung 1991.

Allerdings ist die Nitratbelastung bei vielen Gemüsesorten, vor allem bei Blattgemüsen, zu bedenken, so daß bereits Höchstmengenverordnungen für Kopfsalat und Spinat existieren. Bei der Überschreitung dieser Werte ist die Ware nicht mehr verkehrsfähig. Die Nitratanreicherung ist maßgeblich von der Sonnenscheindauer und der dadurch bedingten Umsetzungsrate des Nitrats in der Pflanze, somit von den Jahreszeiten, abhängig. Es empfiehlt sich, beim Einkauf von Gemüse auf die jeweilige Saison zu achten, in denen die Pflanze naturgemäß ernte- bzw. lagerfähig ist. Man sollte beispielsweise im Winterhalbjahr besser auf Chinakohl an Stelle von Kopfsalat zurückgreifen.

In einer ausgewogenen Mischkost ist der Verzehr von Gemüse unverzichtbar.

Um die wertbestimmenden Bestandteile des Gemüses möglichst umfangreich erhalten zu können, sind bestimmte küchentechnische Bedingungen einzuhalten:

- Möglichst frische Ware verwenden.
- Kühl und dunkel lagern.
- Zunächst putzen und waschen und erst danach zerkleinern und möglichst schnell weiterverarbeiten.
- Kurz unter fließendem kalten Wasser waschen, nicht in stehendem Wasser liegenlassen.
- Gartechniken aussuchen, die möglichst wenig Wasser benötigen; das Dünsten bzw. Dämpfen dem Kochen in viel Wasser, welches im Anschluß auch noch weggegossen wird, vorziehen.
- In wenig kochendes Wasser geben; beispielsweise reicht zum Garen von 1 kg Kartoffeln eine Tasse Wasser. Soweit der Deckel während des Garens nicht gehoben wird, sollte annähernd die gleiche Menge Wasser nach der Garzeit noch im Topf vorhanden sein.
- Kochwasser bei der weiteren Zubereitung möglichst mitverwenden.
- Längeres Warmhalten vermeiden.
- Je nach Jahreszeiten auch auf Tiefkühlrohware zurückgreifen. Gefriergemüse wird in der Regel erntefrisch verarbeitet und sofort tiefgefroren. Hier kann der Vitamingehalt durchaus höher sein als bei Gemüse, das außerhalb der Saison angeboten oder tagelang schlecht gekühlt im Handel angeboten wird.

Gemüse eignet sich sowohl als gegarte Beilage als auch zur Salatherstellung. Bei Kindern ist vor allem das aus der Hand gegessene rohe Gemüse sehr beliebt. Im Rahmen einer vollwertigen Ernährung schlägt das Forschungsinstitut für Kinderernährung in Dortmund eine Verzehrmenge von 200 g Gemüse für Grundschüler pro Tag vor. So sollte zu jeder Mahlzeit Gemüse angeboten werden, ob roh, als Salat oder gegart.

4. Unterrichtsgestaltung

Hinweis: In der Woche vor dem Vorhaben gibt die Lehrerin/der Lehrer jedem Kind einen Elternbrief mit nach Hause.

Vorschlag für einen Elternbrief:

Liebe Eltern der Klasse ....,

in der nächsten Woche wollen wir uns im Unterricht mit Gemüse beschäftigen. Dabei habe ich vor, mit den Kindern rohes Gemüse zu verarbeiten und zu verzehren.

Wir werden verschiedene Gemüsesorten kennenlernen, einige geeignete einkaufen und für ein Buffet verarbeiten. Jedes Kind kann sich dann selbst seinen Gemüsesalat zusammenstellen.

Bitte, unterstützen Sie mich bei diesem Vorhaben, z.B. indem Sie die erbetenen Geräte mitgeben, sich an den Kosten beteiligen und die Klasse beim Einkaufen begleiten.

Mit freundlichen Grüßen

....

4.1 Schwerpunkt: Einige Gemüse benennen und kosten

Benötigt werden:

- gewaschenes Gemüse: Radieschen, Gurke, Mohrrübe, Tomate, Paprika, Rettich
- Kräuter: Petersilie, Dill, Schnittlauch
- Bild- und Wortkarten der Gemüsesorten (Vergrößerungen auf DIN A3 von M 10 und M 11)
- vorbereitete Kostproben der rohen Gemüse

Vorschläge für unterrichtliches Handeln

Die Lehrerin/der Lehrer legt als Gesprächsimpuls das Gemüse gut sichtbar auf einen Tisch. Die Kinder berichten, was sie darüber wissen und woher sie einzelne Gemüse kennen.

Die Lehrerin/der Lehrer bietet Kosthäppchen der Gemüse zum Probieren an. Die Kinder tauschen sich darüber aus, wie ihnen einzelne Gemüse geschmeckt haben.

Die entsprechenden Wortkarten werden den Gemüsen auf dem Tisch zugeordnet.

Zur Wiederholung werden die Wortkarten an der Tafel befestigt und die Bildkarten zugeordnet.

Die Lehrerin/der Lehrer erläutert den Kindern das Vorhaben des Zusammenstellens eines Gemüsebuffets.

4.2 Schwerpunkt: Gemüse einkaufen

Benötigt werden:

- Wortkarten und Bildkarten der Gemüsesorten an der Tafel
- je Gruppe: 1 Bogen Zeichenpapier DIN A4
- je Gruppe: 1 Portemonnaie mit Münzgeld
- je Gruppe: Leinentasche

Vorschläge für unterrichtliches Handeln

Es werden mehrere Gruppen gebildet. Es wird festgelegt, wieviel von jedem Gemüse für das Buffet gekauft werden soll. Jede Gruppe zeichnet die Gemüsesorte/n, die sie einzukaufen haben, auf ein Blatt Zeichenpapier.
Für jede Gruppe muß eine Begleitperson organisiert werden (Elternteil, Lehrerin/Lehrer). Die Kinder sollen sich das aktuelle Gemüseangebot ansehen, bevor sie kaufen, um ein günstiges Angebot zu ermitteln. Sofern das Vorhaben im 2. Schuljahr durchgeführt wird, können die Kinder beim Einkaufen neben Qualitätsvergleichen auch Preisvergleiche anstellen.

4.3 Schwerpunkt: Gemüse für ein Rohkostbuffet zubereiten

Hinweis: Die Schwerpunkte 4.3 und 4.4 müssen zeitlich direkt aufeinander folgen. Sie werden lediglich der besseren Übersichtlichkeit wegen getrennt dargestellt.

Benötigt werden:

- das gekaufte Gemüse
- 3–4 größere Plastikschüsseln oder Plastikeimer zum Waschen
- eine Wurzelbürste
- 1 oder 2 Abtropfsiebe
- große Messer, kleine Messer, Wiegemesser
- Gemüseraspel
- 7–8 Schneidebretter
- Haushaltspapier
- Abfalltüten
- 8 Salatschüsseln und Salatbestecke
- ein Papiertischtuch für das Buffet
- Papierhandtücher

Vorschläge für unterrichtliches Handeln

Die Lehrerin/der Lehrer erläutert die Arbeitsschritte:
- Jedes Kind muß sich vorher die Hände waschen.
- Waschen, ggf. Bürsten und Abtrocknen der Gemüse
- Schälen (Mohrrübe, Gurke) der Gemüse
- Zerkleinern der Gemüse:
  - in Hälften, Viertel oder Achtel zerschneiden (Tomaten, Radieschen)
  - in kleine Stücke schneiden (Paprika, Mohrrüben, Schnittlauch)
  - in Scheiben schneiden (Tomaten, Mohrrüben, Radieschen, Gurken, Paprika)
  - in Scheiben hobeln (Gurke)
  - raspeln (Mohrrüben)
  - hacken (Petersilie, Dill)

Für die Vorbereitung jeder Gemüsesorte und der Kräuter wird eine Gruppe von zwei bis drei Kindern gebildet. Die Kinder wechseln sich beim Zerkleinern ab. Vorsicht mit den Messern! Während ein Kind die Arbeit durchführt, beobachten es die anderen und geben ggf. Ratschläge.

Eine Gruppe bereitet einen Tisch für das Buffet vor.

4.4 Schwerpunkt: Vom Rohkostbuffet gemeinsam essen

Benötigt werden:

- je Kind: 1 Teller oder Salatschälchen
- je Kind: 1 Gabel
- Papierservietten
- 4 von der Lehrerin/dem Lehrer vorbereitete Salatsoßen mit Namenskarten :
  „Saure Soße“ (Essig und Öl)
  „Milde Soße“ (Joghurt und Zitronensaft)
  „Grüne Soße“ (Essig und Öl mit Kräutern)
  „Weiße Soße“ (Joghurt und Kräuter)

Als Kräuterzugaben eignen sich Petersilie, Dill und Schnittlauch.

Vorschläge für unterrichtliches Handeln

Die Lehrerin/der Lehrer erklärt noch einmal, was zu tun ist: Die Kinder kombinieren selbständig die Gemüse, die sie am meisten schätzen, zu einem Salat. Es sollen mehrere Proben möglich sein. Jedes Kind soll sich aber schließlich für „seinen“ Salat entscheiden.

Die Lehrerin/der Lehrer muß genügend Zeit für das Aufräumen einplanen.

4.5 Schwerpunkt: Das eigene „Rezept“ notieren

Benötigt werden:

- je Kind: 1 Materialbogen M 12
- Bildkarten und Wortkarten der Gemüsesorten
- Namenskarten der Salatsoßen

Vorschläge für unterrichtliches Handeln

Die Kinder notieren auf dem Materialbogen M 12 die Zutaten für ihren Salat, indem sie die Namen der Gemüse und den Soßennamen von den Wortkarten, die an der Tafel angebracht sind, abschreiben.

4.6 Schwerpunkt: Dokumentation des Vorhabens in einem Bild

Benötigt werden:

- je Kind: 1 DIN-A3-Blatt (oder größer)
- je Kind: Deckfarben und Deckweiß
- je Kind: 1 Borstenpinsel Nr. 8–12
- je Kind: 1 Wassernapf
- je Kind: 1 Mallappen

Vorschläge für unterrichtliches Handeln

Diese Malaufgabe soll es den Kindern ermöglichen, sich das Geschehen noch einmal zu vergegenwärtigen und sich dazu persönlich in Beziehung zu setzen.

Es ist nicht nötig, die Bildthematik von vornherein zu sehr einzuengen. Eine eher allgemeine Formulierung wie „Jeder soll ein Bild malen, wie wir das Gemüsebuffet vorbereitet und die Salate aufgegessen haben“, läßt den Kindern mehr Freiheit, das aus dem komplexen Geschehen des Vorhabens auszuwählen, was ihnen besonders bedeutsam erscheint oder am leichtesten zu malen ist.

Nur bei Nachfragen der Kinder sollten Situationen und Dinge genannt werden, die sie malen könnten, z.B.:

- Wie sah unser Rohkostbuffet aus?
  oder
- Verschiedene Gemüse, bevor sie zerkleinert wurden.

Erfahrungen aus der unterrichtlichen Erprobung

Die zeitliche Dauer der Erprobungen des Vorhabens schwankte zwischen 5 Stunden und 11 Stunden an 3 bis 4 Tagen (Minimum: 225 Min.; Maximum: 495 Min.).

Je nach Ausstattung der Schule wurde der organisatorische Aufwand unterschiedlich bewertet. Bei guten räumlichen Bedingungen (Benutzung einer Schulküche) gab es keine Probleme. Eine Lehrerin hielt das Besorgen der Geräte für aufwendig und benutzte sie deshalb noch für zwei weitere Vorhaben: Kochen einer Gemüsesuppe und Herstellen eines Obstsalates.

In einer anderen Klasse konnten die Arbeiten im Schulgarten mit dem Gemüsebuffet verbunden werden: Die Kräuter für die Salatsoßen und zwei Salatsorten wurden aus eigenem Anbau geerntet.

Zu Schwerpunkt 4.1:
Einige Gemüse benennen und kosten

Um die Intensität der Geschmackswahrnehmungen zu erhöhen, verband eine Lehrerin das Kosten mit sog. KIM-Spielen (Vergleichen zweier Sorten mit verbundenen Augen nach Form, Geruch und Geschmack).

In Erweiterung des Vorhabens wurde hier auch noch die Unterscheidung zwischen Obst und Gemüse vorgenommen.

Da der Leselernprozeß im 1. Schuljahr noch nicht abgeschlossen ist, muß die Lehrerin/der Lehrer darauf achten, daß die Wortkarten (M 11) in der aktuell gelernten Schrift vorhanden sind. Gegebenenfalls muß sie/er die Wortkarten selbst herstellen.

Zu Schwerpunkt 4.2: Gemüse einkaufen

Das Zeichnen eines Einkaufszettels kann im 2. Schuljahr in der Regel entfallen, da die Kinder bereits schreiben können.

Das Einkaufen wurde sehr unterschiedlich organisiert, wobei die Verfügbarkeit von Helfern eine Rolle spielte, aber auch die Einkaufsorte. In einem Fall beispielsweise ging eine Lehrerin mit zwei Gruppen am frühen Morgen in den Supermarkt, während die zweite Lehrkraft mit der anderen Hälfte zunächst in der Klasse blieb. Dann folgte der Wechsel.

Eine andere Klasse dagegen benutzte die Gelegenheit, um mit Elternhilfe in verschiedenen Läden einzukaufen und dabei zugleich die Schulumgebung kennenzulernen.

Zu Schwerpunkt 4.3:
Gemüse für ein Rohkostbuffet zubereiten

Bei der Verarbeitung der Gemüse waren die Kinder begeistert bei der Sache. Das wurde übereinstimmend von allen Erprobungslehrerinnen berichtet.

Zu Schwerpunkt 4.4:
Vom Rohkostbuffet gemeinsam essen

In mehreren Klassen wurden auch die Salatsoßen von den Kindern selbst hergestellt und vorher beim Einkauf entsprechende Zutaten gekauft.

In einem Fall brachten einige Kinder Rezepte dazu von zu Hause mit. Als ergänzende Zutaten wurden z.B. genannt: *Zwiebeln, Pilze, Äpfel, Zitronen, Knoblauch, Basilikum, Quark, Joghurt, Senf, Pfeffer, Salz, Zucker, Öl und Essig, süße Sahne, saure Sahne.*

In einer Klasse, die zur Hälfte von Ausländerkindern besucht wird, brachten die mithelfenden Mütter ihre Salatsoßen mit, darunter auch entsprechende Spezialitäten.

Zum Abschluß sei ein Zitat aus einem der Erprobungsberichte genannt:

„Für mich war es sehr interessant zu beobachten, wie ernsthaft sich die Kinder über ihre Erfahrungen austauschen. Für einige war es sehr wichtig, viele verschiedene oder aber besonders viel Geschicklichkeit erfordernde Arbeiten für das Büfett ausgeführt zu haben; andere waren stolz darauf, wie viele verschiedene Salate sie zusammengestellt und gekostet haben ...“

Sechs Gemüsesorten

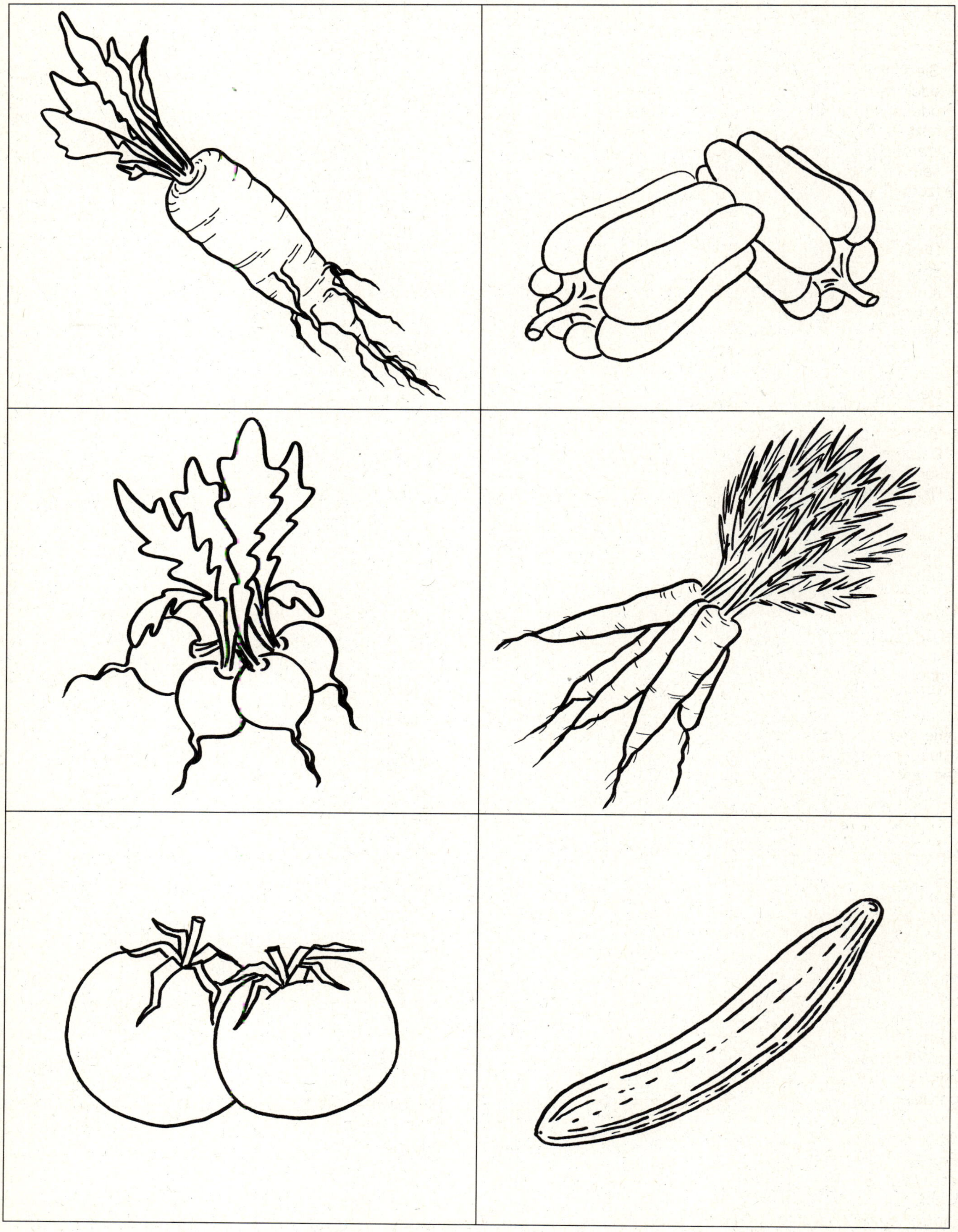

Wortkarten

Tomate	Paprika	Rettich
Gurke	Radieschen	Mohrrüben

Das ist mein Salatrezept

Name: ______________________________

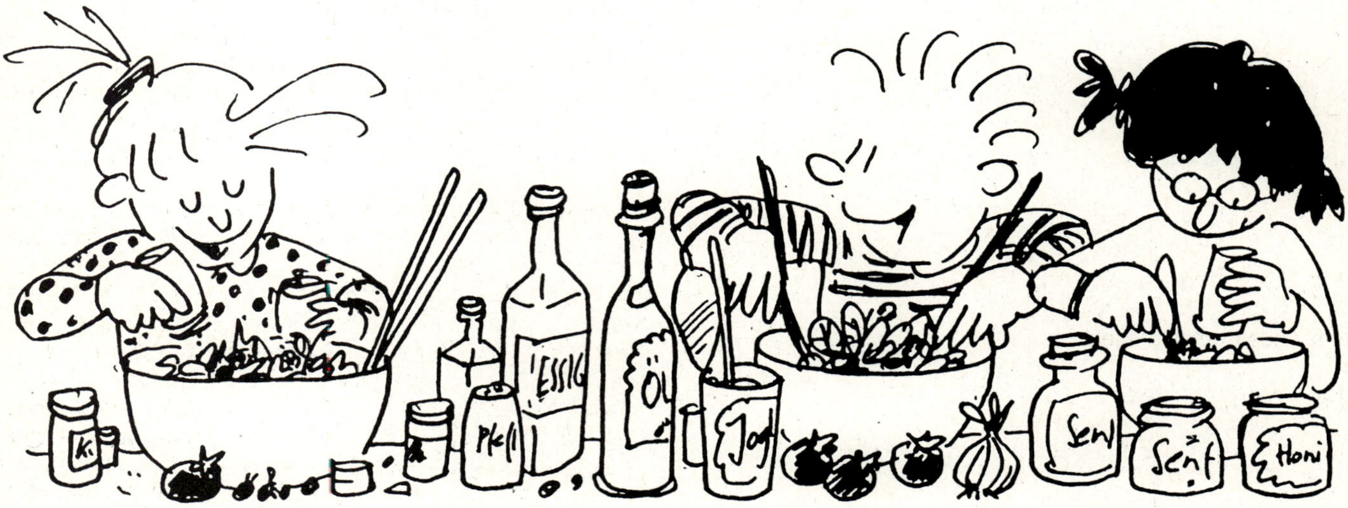

Gemüse:

____

____

____

____

____

Als Salatsoße habe ich genommen:

____

Brötchen aus Weiß- und Vollkornmehl

3./4. Klasse

Basismaterial

1. Thematische Schwerpunkte

1.1 „Frische Brötchen eß ich gern"

1.2 Brötchen im „Test"

1.3 Einige Eigenschaften von Weiß- und Vollkornmehl

1.4 Aus Korn wird Mehl

1.5 Vollkornprodukte – gesund und lecker

1.6 Wir backen und verzehren Vollkornbrötchen

2. Ziele

2.1 Die Kinder sollen sich über ihre Vorlieben für bestimmte Brötchensorten und die Gründe dafür bewußt werden.

2.2 Die Kinder sollen Maßstäbe zur Beurteilung der Qualität von Brötchen erwerben und sollen lernen, beim Kauf von Brötchen auf die Relation zwischen Qualität und Preis zu achten.

2.3 Die Kinder sollen Mehl nach seinem Ausmahlungsgrad unterscheiden lernen.

2.4 Die Kinder sollen verschiedene Verfahren der Kornverarbeitung erproben und dadurch die unterschiedliche Beschaffenheit verschiedener Getreidesorten sowie den Zeitaufwand und die körperliche Anstrengung, die mit der Verarbeitung von Korn verbunden ist, kennenlernen.

2.5 Die Kinder sollen den Aufbau eines Getreidekorns beschreiben sowie die Bedeutung der einzelnen Bestandteile für eine gesunde Ernährung erklären können.

2.6 Die Bereitschaft der Kinder für den Verzehr von Vollkornprodukten soll erhöht werden, insbesondere durch das selbständige Backen von Vollkornbrötchen und durch das gemeinsame Verzehren dieser Brötchen.

3. Sachinformationen

Getreide gehört zu den Grundnahrungsmitteln. Zunächst wurden Körner wilder Gräser gesammelt und zu eher zufällig zusammengesetzten Speisen verarbeitet. Später ging man zur Saatgewinnung über, säte und erntete in der Nähe der Wohnstätten, um anschließend die Körner zu rösten oder zu Breien zu verarbeiten. Die nun seßhaften Ackerbauern mußten sich nicht mehr ausschließlich der Nahrungssuche widmen, sondern konnten das freie Zeitpotential zur Weiterentwicklung anderer Fähigkeiten nutzen. Die Entwicklung des Menschen ist somit eng verbunden mit der Nutzbarmachung des Getreides für seine Ernährung.

Die Vorstufe zur Brotherstellung waren zum Fladen ausgestrichene Breie, die entweder in der Sonne oder auf erhitzten Steinen getrocknet wurden. Vor ca. 4000 Jahren wurde erstmals Hefe als Triebmittel eingesetzt, jedoch erst im Mittelalter veränderten sich die Eßgewohnheiten: Brot verdrängte die Breie. Heute hat Brot als Grundnahrungsmittel bedauerlicherweise an Bedeutung verloren. Noch vor hundert Jahren lag der Brotverzehr bei etwa 500 g pro Kopf und Tag (ca. 182 kg/ Jahr). Heute erreichen wir, nachdem in den 70er Jahren der vorläufig niedrigste Punkt durchschritten war, wieder einen Pro-Kopf-Verbrauch von 81 kg im Jahr. Das entspricht ungefähr der Menge eines Brötchens und vier Scheiben Brot täglich.

Getreide und Getreideerzeugnisse sind wichtige Kohlenhydratlieferanten, zeichnen sich darüber hinaus durch einen gewissen Eiweißanteil und, soweit es sich um Vollkornprodukte handelt, durch einen höheren Mineralstoff- und Vitamingehalt aus. Vor allem die Mineralstoffe Calcium, Eisen, Kupfer, Selen und Mangan sind im Getreide zu finden. Der Vitamin-B-Komplex wird durch Thiamin, Riboflavin und Niacin repräsentiert. Die unverdaulichen Ballaststoffe, durch die sich Getreideprodukte auszeichnen, verbessern den Sättigungseffekt und helfen die Darmtätigkeit zu regulieren.

Allgemein versteht man unter Vollkornbrot ein zu 90% aus Roggen- oder Weizenvollkornerzeugnissen, in beliebigem Verhältnis zueinander stehend, hergestelltes Brot. Soweit die Bezeichnung „Vollkorn" oder „aus vollem Korn" auf der Verpackung erscheint, müssen 90% Vollkornerzeugnisse in dem Brot verarbeitet sein, unabhängig von weiteren Zutatenangaben im Titel. So bedeutet beispielsweise die Angabe „Vierkornbrot" lediglich die Verarbeitung von vier verschiedenen Getreidearten mit einem jeweiligen Anteil von mindestens 5%. Es ist aber nicht gleichzeitig mit diesem Namen auch der Hinweis auf ein Vollkornerzeugnis verbunden.

Ein Vollkornbrötchen braucht dagegen nur einen Mindestgehalt von 30% Vollkornerzeugnissen aufweisen, um diesen Namen führen zu dürfen. Somit ist der Ballaststoff-, Vitamin- und Mineralstoffgehalt von diesen Brötchen nicht mit denen der Vollkornbrote zu vergleichen.

Der Trend zur vollwertigen Ernährung hat in den 80er Jahren eine Reihe von Verzehrgewohnheiten verändert, so auch die Nachfrage nach Vollkornbackwaren. Der Marktanteil bei Vollkornmehlen, -schroten und Backschroten ist auf 5%, bezogen auf die gesamte Herstellung von Mahlerzeugnissen, gestiegen. Diese Menge verteilt sich vorwiegend auf die Herstellung von Broten und Kleingebäcken wie Brötchen, wenngleich auch des öfteren feine Backwaren mit Vollkornanteilen im Handel zu finden sind. Verbrauchern fällt es im allgemeinen nicht leicht, Vollkornbrote von denen, die nur einen gewissen Vollkornanteil aufweisen, zu unterscheiden. So kommt die Nennung von einem ca. 20%igen Anteil der Vollkornbrote am Gesamtverbrauch nach Käuferbefragungen zustande. „Dunkle“ Brote werden meist als Vollkornbrote angesehen. Im Norden der Bundesrepublik ist der Verzehr dieser Brote am höchsten. In südlichen Regionen ist die Nachfrage nach Vollkorn(haltigen)-Broten relativ gering. Die Diskrepanz zwischen den Ergebnissen der verschiedenen Erhebungen (5%iger Anteil der Vollkornerzeugnisse bei der Verarbeitung gegenüber einem 20%igen Anteil laut der Verbraucherumfrage) muß letztlich zu der Erkenntnis führen, daß der tatsächliche Marktanteil „reiner“ Vollkornbrote doch relativ gering ist.

Nährstoffgehalte in 100 g Brot/Brötchen

Brotsorte	Energie kJ (kcal)	Eiweiß in g	Fett in g	Kohlenhydrate in g	Gesamtballaststoffe in g	Natrium in mg	Kalium in mg	Calcium in mg	Phosphor in mg	Eisen in mg	Vitamin B_1 in µg	Vitamin B_2 in µg	Niacin in mg
Pumpernickel	860 (202)	6,5	1,2	42,1	10,1	569	454	84	229	2,4	50	80	1,2
Roggenvollkornbrot	872 (205)	6,3	1,2	42,3	9,0	424	291	56	153	3,0	180	150	1,0
Roggen(mehl)brot	926 (218)	6,3	1,4	46,2	6,5	520	230	20	134	1,9	160	120	1,1
Roggenmischbrot	978 (230)	6,5	1,4	47,9	5,8	400	230	23	167	2,3	180	80	1,0
Weizenmischbrot	1001 (239)	7,0	1,5	48,5	4,5	400	210	26	110	1,7	140	70	1,2
Weizen(mehl)brot/ Weißbrot	1070 (256)	7,5	1,8	51,5	3,2	385	130	25	90	0,9	90	60	1,0
Weizentoastbrot	1124 (261)	7,9	3,9	49,7	3,1	380	130	25	90	0,9	80	50	1,0
Weizenvollkornbrot	877 (206)	6,7	1,2	42,2	6,4	430	210	95	265	2,0	230	150	3,3
Brötchen/ Semmeln	1084 (258)	7,7	1,0	51,3	3,5	485	115	25	110	0,6	100	50	1,0
Knäckebrot	1413 (333)	10,6	1,7	68,7	15,8	463	436	55	380	5,0	200	180	1,1

QUELLE nach: AID-Verbraucherdienst informiert, „Mehl und Brot“, Heft Nr. 2001, Bonn 1993.

4. Unterrichtsgestaltung

4.1 Schwerpunkt: „Frische Brötchen eß ich gern“

Benötigt werden:

- Brötchen verschiedener Sorten
- „Fähnchen“ oder Namenskärtchen (Anzahl entspricht jeweils den Brötchensorten)
- ca. 100 Papierstreifen mit dem Text: „Ich esse gerne ...brötchen, weil ...“
- Zeichenkarton, Filzstifte, Stecknadeln

Vorschläge für unterrichtliches Handeln

Ausgangssituation

Variante A: Jedes Kind der Klasse bringt in den Unterricht ein frisches Brötchen mit, das es besonders gern ißt. Die Lehrerin/ der Lehrer bringt verschiedene Vollkornbrötchen mit.

Variante B: Die Lehrerin / der Lehrer bringt mehrere frische Brötchen in den Unterricht mit (einschließlich Vollkornbrötchen), die in der Schulumgebung im Handel sind.

Jedes Brötchen wird mit dem regional üblichen Namen bezeichnet. Zur besseren Verständigung können die Namen auf einen Papierstreifen geschrieben werden, der an einem Holzspieß befestigt ist. Jedes „Fähnchen" wird in das entsprechende Brötchen gespießt. Alternative: Aus Karton werden Namenskärtchen hergestellt; jedes Kärtchen wird vor dem Brötchen aufgestellt.

Die Vorlieben der Kinder für einzelne Brötchensorten werden ermittelt:

Variante A: Unterrichtsgespräch ohne quantitative Gewichtung der Begründungen.

Variante B: Schriftlich, auf vorbereiteten Papierstreifen, nach dem Muster: „Ich esse gerne ... brötchen, weil ...". Will ein Kind mehrere Gründe angeben, sollte es jede Begründung auf einen gesonderten Papierstreifen vermerken, da sonst die zusammenfassende Auswertung unnötig erschwert wird.

Variante C: Kombination aus A und B.

Die Umfrageergebnisse können als Tabelle und/oder Säulendiagramm auf Zeichenkarton dargestellt und an die Pinnwand geheftet werden. Anschließend werden die Ergebnisse ausgewertet. Zum Schluß werden die Brötchen gemeinsam verzehrt.

4.2 Schwerpunkt: Brötchen im „Test"

Benötigt werden:

- verschiedene Brötchen
- je Gruppe: 1 Briefwaage
- je Gruppe: 1 Bandmaß
- je Gruppe: 1 Materialbogen M 13

Vorschläge für unterrichtliches Handeln

Aus der Erfahrung, daß die gleichen Brötchensorten je nach Hersteller unterschiedlich schmecken können, kann das Interesse entstehen, die Qualität und den Preis von Brötchen zu untersuchen. In einer Vorbesprechung werden die Details einer solchen Untersuchung diskutiert und verbindlich festgelegt.

Als Organisationsform bietet sich der arbeitsteilige Gruppenunterricht an (Gruppenstärke: 3–5 Kinder). Jede Gruppe ist für die Untersuchung einer Brötchensorte zuständig. Jedes Kind einer Gruppe bringt mindestens ein Brötchen dieser Sorte mit. Dabei sollte darauf geachtet werden, daß alle Kinder einer Gruppe die Brötchen in verschiedenen Geschäften kaufen.

Mögliche Aspekte der Untersuchung sind: Gewicht, Größe (Umfang von Breite und Länge), Zustand der Kruste, Zustand der Krume, Geschmack, Preis. Die Befunde werden – differenziert nach Brötchensorte und Verkaufsstelle – in Materialbogen M 13 fixiert. Die ausgefüllten Materialbogen M 13 werden an die Pinnwand geheftet.

Die Auswertung der Einzelergebnisse und ihre Bewertung kann die Kinder für eine stärkere Beachtung des Preis-Leistungs-Verhältnisses beim Einkaufen von Brötchen sensibilisieren und damit zu rationalerem Verbraucherverhalten beitragen.

Zum Abschluß erhalten die Kinder die Brötchen zum Verzehr.

4. 3 Schwerpunkt: Einige Eigenschaften von Weiß- und Vollkornmehl

Benötigt werden:

- je Gruppe: 1 verschlossenes Reagenzglas, das mit Weizenmehl (Type 405) gefüllt ist
- je Gruppe: 1 verschlossenes Reagenzglas, das mit Roggenmehl (Type 1150) gefüllt ist
- je Gruppe: 1 verschlossenes Reagenzglas, das mit Weizenvollkornmehl (selbstgeschrotet) gefüllt ist
- je Gruppe: 1 verschlossenes Reagenzglas, das mit Roggenvollkornmehl (selbstgeschrotet) gefüllt ist
- je Gruppe: 1 Materialbogen M 14
- je Gruppe: 4 Karteikarten
- je Gruppe: 1 Bogen Zeichenkarton DIN A3
- je Gruppe: 1 Filzstift

Vorschläge für unterrichtliches Handeln

Alle Arbeitsgruppen (3–5 Kinder) erhalten weißes Weizenmehl (Type 405), Roggenmehl (Type 1150) sowie Vollkornmehl aus selbstgeschrotetem Weizen und Roggen. Jede Probe befindet sich in einem Reagenzglas, das mit einem Gummistopfen verschlossen ist. Die Gruppen untersuchen die Proben und fixieren die spezifischen Merkmale schriftlich auf Karteikarten (z.B. Aussehen, Bestandteile, Geschmack, Gefühl beim Zwischen-den-Fingern-Reiben).

Die Untersuchungsergebnisse werden verglichen, besprochen, und es wird hierzu ein von allen akzeptierter Text verfaßt, der auf einen Bogen Zeichenkarton DIN A3 geschrieben wird. Zu jedem Text wird mit einem Klebeband die entsprechende Getreideprobe fixiert. Diese Darstellung wird an die Pinnwand geheftet.

Es werden Vermutungen aufgestellt und in Materialbogen M 14 festgehalten, welches Getreide in welchem Ausmahlungsgrad bei der Herstellung der untersuchten Brötchen verwendet wurde.

Durch Befragung in Verkaufsstellen oder durch Lektüre von Informationsschriften (Hausaufgabe) werden die Vermutungen nicht nur überprüft, sondern es werden differenzierte Informationen über die Backmischungen der verschiedenen Brötchensorten eingeholt. Die Erkundungsergebnisse werden am nächsten Tag ausgetauscht und diskutiert. Die bearbeiteten Materialbogen M 14 werden an die Pinnwand geheftet.

4.4 Schwerpunkt: Aus Korn wird Mehl

Benötigt werden:

- Mörser mit Pistill und Getreide- oder Kaffeemühlen für Handbetrieb (Anzahl dieser Geräte richtet sich nach der Anzahl der Schülerinnen und Schüler sowie nach der Variante, die gewählt wird)
- 1 elektrische Getreidemühle
- 1 Küchenwaage
- 1 kg Weizen
- 1 kg Roggen
- je Gruppe: 3 Bechergläser

- je Gruppe: 3 selbstklebende Etiketten
- je Gruppe: 1 Filzstift
- je Gruppe: 1 Kaffeesieb

Vorschläge für unterrichtliches Handeln

Es werden verschiedene Möglichkeiten besprochen, aus Korn Mehl herzustellen: Das Korn zwischen zwei Steinen zerreiben, mit der Mühle mahlen, zerstampfen, anschließend sieben, wodurch Kleie von Mehl getrennt wird.

In Partnerarbeit werden verschiedene Verfahren, Korn zu Vollkornmehl zu verarbeiten, praktisch erprobt. Hierzu bieten sich zwei Varianten an:

Variante A: Alle Kinder erproben in arbeitsgleicher Partnerarbeit nacheinander die Verfahren Zerstampfen und Mahlen mit der Mühle zunächst mit Weizen-, dann mit Roggenkörnern. Für jedes Verfahren wird dieselbe Zeiteinheit (z.B. fünf Minuten) gewählt, um die Vergleichbarkeit der Ergebnisse sicherzustellen. Nach Abschluß jeder Arbeitsphase werden Erfahrungen über die körperliche Anstrengung bei der Kornverarbeitung ausgetauscht und bewertet. Das produzierte Vollkornmehl wird in einem Becherglas gesammelt, die Gesamtmenge gewogen und das Ergebnis auf ein Etikett am Becherglas notiert. In einer zusammenfassenden vergleichenden Diskussion werden die Ergebnisse kommentiert. Zu erwarten sind sinngemäß generalisierende Aussagen wie: Das Zerkleinern von Korn zu Vollkornmehl ist mühselig, anstrengend und zeitaufwendig; Roggenkörner lassen sich schwerer zerkleinern als Weizenkörner; je effektiver die technischen Hilfsmittel sind, desto größer ist der Ertrag und desto leichter ist die Arbeit.

Variante B: Eine gleiche Anzahl von Kindern erprobt zeitgleich mit nur einer Getreidesorte die Verfahren zur Gewinnung von Vollkornmehl (arbeitsteilige Partnerarbeit) und berichtet über die dabei gewonnenen Erfahrungen. Hier werden die Vollkornmengen, getrennt nach den unterschiedlichen Bearbeitungsverfahren, in Bechergläsern gesammelt. Weiter wird wie bei Variante A verfahren.

Die Kinder trennen in Partnerarbeit beim Vollkornmehl die Kleie vom Mehl. Hierzu erhält die Hälfte der Klasse in einem Becherglas Weizenvollkornmehl, die andere Hälfte Roggenvollkornmehl. Jede Gruppe erhält außerdem zwei leere Bechergläser, ein Kaffeesieb, drei selbstklebende Etiketten und einen Filzstift. Jede Gruppe verteilt ihr Vollkornmehl zu gleichen Teilen auf zwei Bechergläser. Anschließend schüttet sie den Inhalt eines Becherglases in das Kaffeesieb, siebt das Vollkornmehl und fängt das Weißmehl in einem leeren Becherglas auf. Nach dem Sieben wird die zurückgehaltene Kleie in das dritte Becherglas geschüttet. Die drei Bechergläser werden nebeneinander gestellt, etikettiert und beschriftet: Vollkornmehl, Weißmehl, Kleie. Die Inhalte der drei Bechergläser werden verglichen. Als wesentlicher Unterschied zwischen Vollkornmehl und Weißmehl läßt sich festhalten: Vollkornmehl enthält Kleie, Weißmehl enthält keine Kleie.

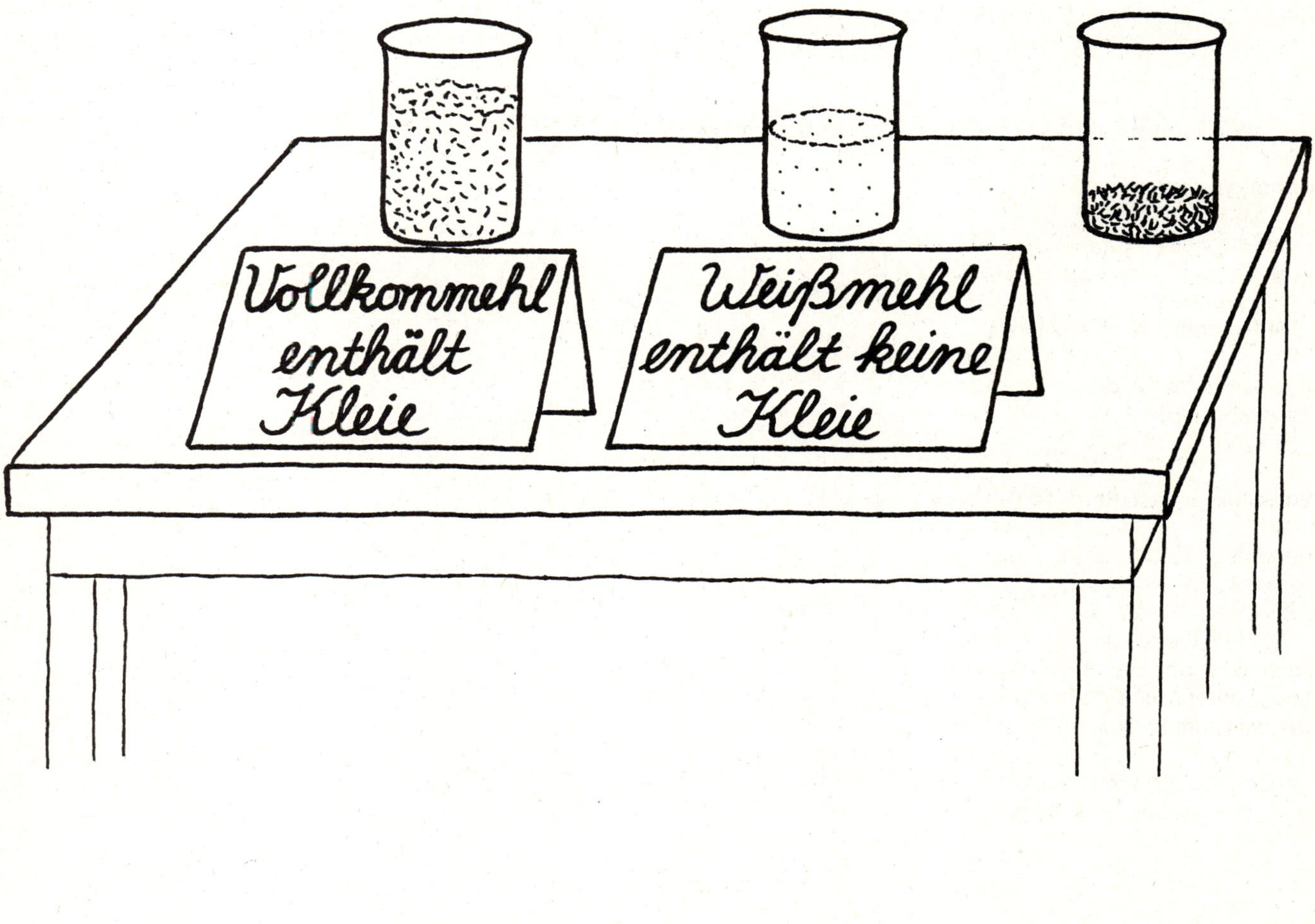

4.5 Schwerpunkt: Vollkornprodukte – gesund und lecker

Benötigt werden:

- je Gruppe: 1 Lupe und Kleie
- Folie „Getreidekorn" (Folie wird aus Materialbogen M 15 hergestellt)
- Tageslichtprojektor
- je Kind: 1 Materialbogen M 16
- je Kind: 1 Materialbogen M 17
- je Kind: 1 Zeichenkarton DIN A3
- je Kind: Filzstifte

Vorschläge für unterrichtliches Handeln

Die Kinder untersuchen in Partnerarbeit mit Lupen die Kleie. Der Längsschnitt eines Getreidekorns wird projiziert; auf der Abbildung werden Schale, Mehlkörper und Keimling identifiziert.

Variante A: Die Kinder werden von der Lehrerin/dem Lehrer über die Bedeutung von Keimling und Schale für die Ernährung des Menschen informiert.

Variante B: Die Kinder erschließen sich die Bedeutung von Keimling und Schale für die Ernährung des Menschen durch Bearbeitung von Materialbogen M 16 selbst und erstellen dazu eine Informationstafel.

Variante C: Die Kinder informieren sich über Materialbogen M 17 über die Bedeutung von Keimling und Schale für die Ernährung des Menschen.

Die Kinder formulieren Reime/Slogans, die für den Verzehr von Vollkornprodukten werben.

4.6 Schwerpunkt: Wir backen und verzehren Vollkornbrötchen

Benötigt werden:

- je Gruppe: 1 Materialbogen M 18
- je Gruppe: Geräte und Zutaten entsprechend den Angaben im Backrezept
- je Gruppe: 1 Küchenwaage

Hinweis: Was für das gemeinsame Verzehren der Brötchen ansonsten noch benötigt wird, unterliegt individuellen Wünschen.

Vorschläge für unterrichtliches Handeln

Variante A: Es werden Backrezepte für Vollkornbrötchen gesammelt. Jede Arbeitsgruppe entscheidet sich für ein Backrezept. Jedes Rezept wird zunächst analysiert hinsichtlich der benötigten Geräte und Zutaten (Anlegen einer Übersicht). Danach wird der Handlungsablauf mit zeitlichen Angaben in Stichworten schriftlich fixiert. Es wird verbindlich verabredet, wer was zum Backen mitbringt.

Variante B: Ein erprobtes Backrezept (Materialbogen M 18) wird vorgegeben, ansonsten wird verfahren wie bei Variante A.

Die Teigmischung wird nach dem Backrezept in Verbindung mit dem schriftlich vorliegenden Handlungsablauf hergestellt. Die Menge des Teiges richtet sich nach der Kapazität der Backöfen.

Der Teig wird in kleine Mengen geteilt, jede Teigportion wird gewogen und ggf. etwas Teig hinzugefügt oder weggenommen. Die Teigstücke werden geformt, evtl. mit Mohn, Kümmel o.ä. bestreut und auf das Backblech gelegt (weiteres Vorgehen s. Backrezept).

Nach dem Backen werden die Brötchen zum Abkühlen in einen Korb geschüttet und anschließend gemeinsam verzehrt.

Erfahrungen aus den unterrichtlichen Erprobungen

Zu Schwerpunkt 4.1: „Frische Brötchen eß ich gern"

Die angebotenen methodischen Varianten sind bei den unterrichtlichen Erprobungen umgesetzt worden und haben sich bewährt. Abweichend vom Vorschlag im Basisteil sind zur Kennzeichnung der Brötchen nicht „Fähnchen" bzw. Namenskärtchen verwendet worden, sondern jedes Brötchen wurde auf einen weißen Papierbogen (DIN A4) gelegt und der Name des Brötchens darauf vermerkt. Der Papierbogen bot außerdem genügend Platz für Eintragungen zum Geschmack des Brötchens.

Es bereitete keine Probleme, die Beliebtheit einzelner Brötchensorten bei Kindern zu ermitteln. Viele Kinder hatten aber Schwierigkeiten, sich eindeutig für nur eine Brötchensorte zu entscheiden. Deshalb sollten Mehrfachnennungen zugelassen werden. Als besonders beliebte Brötchensorten wurden häufig genannt: Mohnbrötchen, Zwiebelbrötchen, Kuchenbrötchen.

Die Kinder verfügten häufig über einen zu geringen Wortschatz, um ihre Präferenzen für bestimmte Brötchensorten differenziert begründen zu können. In solchen Situationen hat es sich als hilfreich erwiesen, den Kindern eine Liste mit Begründungen anzubieten, aus der sie auswählen können; eigenständige Formulierungen werden damit selbstverständlich nicht ausgeschlossen, sondern bleiben erwünscht.

Zu Schwerpunkt 4.2: Brötchen im „Test"

Um zu gewährleisten, daß die Brötchen in verschiedenen Geschäften gekauft werden, hat es sich bewährt, in einer Vorbesprechung die Geschäfte und ihre Adresse zu nennen, in denen die Kinder die Brötchen erwerben sollen.

Vor der Untersuchung der Brötchen sollten am Objekt die Begriffe „Kruste" und „Krume" erklärt werden, da sie von Kindern häufig verwechselt werden. Die Beurteilung von Kruste und Krume sollte durch genaues Betrachten, Drücken und Riechen erfolgen, nicht aber durch Kosten, denn dieses Verfahren soll der Beurteilung des Geschmackes des gesamten Brötchens vorbehalten bleiben. Es ist wichtig, den Kindern vorzumachen, wie man den Umfang der Brötchen mißt. Wurden diese erläuternden Hinweise gegeben, traten bei der weiteren Untersuchung der Brötchen und beim Eintragen der Ergebnisse in Materialbogen M13 keine Probleme auf.

Während sich bei den Bewertungen des Gewichtes, der Größe, der Kruste und der Krume eines Brötchens in der Gruppe schnell ein Konsens einstellte, gingen die Urteile über den Geschmack häufiger auseinander, da sie auf subjektiven Empfindungen und Erfahrungen basieren. Innerhalb einer Brötchensorte ergaben sich z.T. gravierende Unterschiede bei Größe, Gewicht und Preis der Brötchen.

Zu Schwerpunkt 4.3:
Einige Eigenschaften von Weiß- und Vollkornmehl

Die Untersuchung von Weizen- und Roggenschrot sowie Weizen- und Roggenmehl erbrachte in einer vierten Klasse folgende Ergebnisse:

	Weizenschrot	Weizenmehl	Roggenschrot	Roggenmehl
Aussehen	*braun-weiß, wie grober Sand, gelb-orange, hell, körnig, wie Steine*	*wie Schnee, weiß, wie gebleichtes Papier*	*wie Kieselsteine, verschiedenfarbig, grau-weiß, körnig*	*wie Schnee, wie grauer Staub, wie Umweltpapier, staubig*
Bestandteile	*kleine eckige Teilchen, zerhackte Körner, verschieden grobe Kornteile*	*ganz fein gemahlene Körner*	*grobes Korn, eckige und spitze Kornteile*	*ganz fein gemahlene Körner*
Geschmack	*mehlig, geschmacklos*	*mehlig, staubig, geschmacklos, wird klumpig im Mund*	*mehlig*	*mehlig, trocken, klebt am Gaumen*
Gefühl beim Zwischen-den Fingern-Reiben	*grob, rauh, krümelig, staubig*	*weich, flockig, staubig, luftig, glatt*	*wie Steine, rauh, spitz, hart*	*weich, fein, trocken*

Die Erfahrungen der Kinder über ihre Befragungen in den Verkaufsstellen waren sehr unterschiedlich. Lediglich in Bäckereien, in denen ein Bäcker befragt werden konnte, erhielten die Kinder richtige und detaillierte Informationen. Die Verkäuferinnen sind oft nur unvollständig über die Zusammensetzung der Backwaren informiert, die sie verkaufen.

Deshalb müssen im Unterricht die Erkundungsergebnisse überprüft sowie fehlende Angaben ergänzt und falsche korrigiert werden.

Beim Vergleich zwischen Vermutung und Ergebnis der Erkundung (Materialbogen M 14, Punkt 3) formulieren die Kinder Auswertungen auf unterschiedlichem Betroffenheitsniveau, wie folgende Beispiele veranschaulichen:

Was enthält der Teig?	**1. Beispiel: Roggenbrötchen**	**2. Beispiel: Mohnbrötchen**	**3. Beispiel: Kuchenbrötchen**
1. Unsere Vermutung	*Roggen*	*Salz, Mohn, Teig, Zucker*	*Zucker, Wasser, Mehl*
2. Ergebnis unserer Erkundung	*Roggenmehl, Hefe, Salz, Zucker, Wasser*	*Weizenmehl, Hefe, Wasser, 1 Prise Salz, Zucker*	*Weizenmehl, Hefe, Zucker, Salz, Fett, Wasser*
3. Vergleiche Vermutung und Ergebnis der Erkundung	*In den Roggenbrötchen waren Sachen drin, an die wir nie gedacht hatten.*	*Hefe haben wir nicht geschmeckt.*	*Zucker, Wasser und Mehl waren richtig. Fett, Hefe und Salz haben gefehlt.*

Zu Schwerpunkt 4.4: Aus Korn wird Mehl

Das Zerkleinern von Korn und das Sieben von Schrot wurde von den Kindern in allen Erprobungen mit großer Begeisterung durchgeführt. Auch die Realisierung des angestrebten Unterrichtszieles erwies sich als unproblematisch.

Zu Schwerpunkt 4.5: Vollkornprodukte – gesund und lecker

Bei den unterrichtlichen Erprobungen wurden die Varianten A und C bzw. eine Kombination beider Varianten bevorzugt. Als Ergebnisse für die Werbung von Vollkornprodukten sind z.B. folgende Texte entstanden.

Volles Korn – volle Kraft!

Ißt du ein Brot aus Schrot,
bleibt alles lang im Lot!

Vollkornmehl gibt Superkraft,
jeder seine Arbeit schafft!

Statt Cola aus der Pulle
täglich eine Vollkornstulle.

Vollkornbrot und Vollkornkuchen –
du solltest beides mal versuchen.

Zu Schwerpunkt 4.6:
Wir backen und verzehren Vollkornbrötchen

Bei Backrezepten, die Kinder mitbrachten, kam es mehrfach zu unbefriedigenden Backresultaten: Brötchen waren zu hart und zu trocken oder waren nicht „aufgegangen" und hatten die Form eines kleine Fladens, oder sie waren innen zu feucht, zu salzig oder zu nüchtern. Wurde dagegen nach dem vorgegebenen Backrezept (Materialbogen M 18) verfahren, kam es stets zu guten Backergebnissen.

Besondere Freude bereitete es den Kindern, das Weizenvollkornmehl selbst herzustellen. Dies läßt sich jedoch nur realisieren, wenn eine elektrische Getreidemühle zur Verfügung steht. Weizenvollkornmehl kann z.B. in Vollkornbäckereien käuflich erworben werden.

Die organisatorische Vorbereitung des Backens sollte 1–2 Tage vor dem Teigzubereiten, dem Backen und dem Verzehr der Brötchen erfolgen. Bei guter organisatorischer Vorbereitung bereitet das Brötchenbacken keine Probleme. Klassen, denen in ihrer Schule kein Backofen zur Verfügung stand, haben die Brötchen in den Backöfen einiger Eltern, die in Schulnähe wohnten, bzw. beim Hausmeister gebacken. Hierzu sind jedoch rechtzeitige und eindeutige Absprachen erforderlich.

Kinder neigen dazu, die frischgebackenen Brötchen sofort, noch heiß, verzehren zu wollen. In diesem Zustand sind die Brötchen jedoch weniger bekömmlich; sie sollten vor dem Verzehr abkühlen Sie schmecken übrigens auch noch am nächsten Tag.

Wir testen verschiedene Brötchensorten

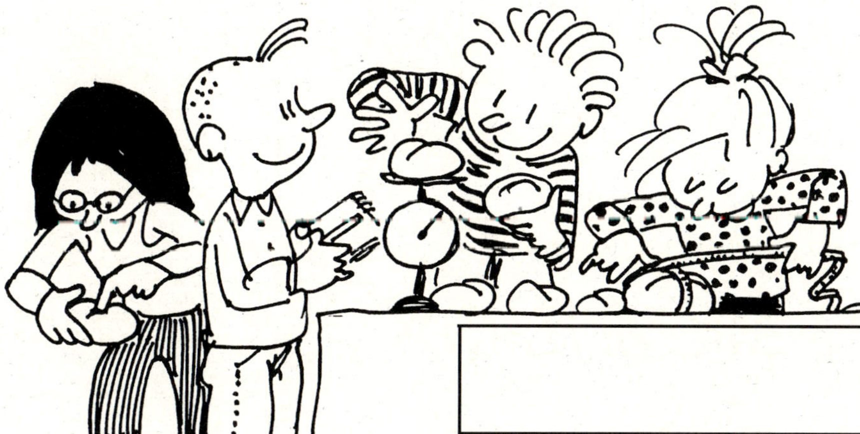

Mitglieder der Gruppe: ______________________

____

Unsere Gruppe testet: ______________________

		Gekauft bei				
Preis						
Gewicht						
Größe	Breitenumfang					
	Längenumfang					
Kruste						
Krume						
Geschmack						

Wir untersuchen den Teig verschiedener Brötchensorten

Mitglieder der Gruppe: ______________________________

____

Brötchensorte: ______________________________

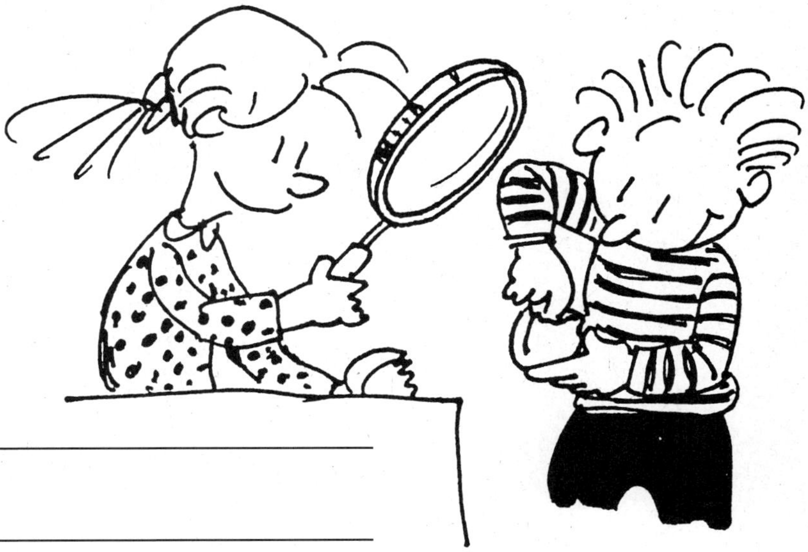

Was enthält der Teig?

1. Unsere Vermutung: ______________________________

____

____

____

2. Ergebnis unserer Erkundung: ______________________________

____

____

____

3. Vergleiche Vermutung und Ergebnis der Erkundung: ______________________________

____

____

____

Getreidekorn

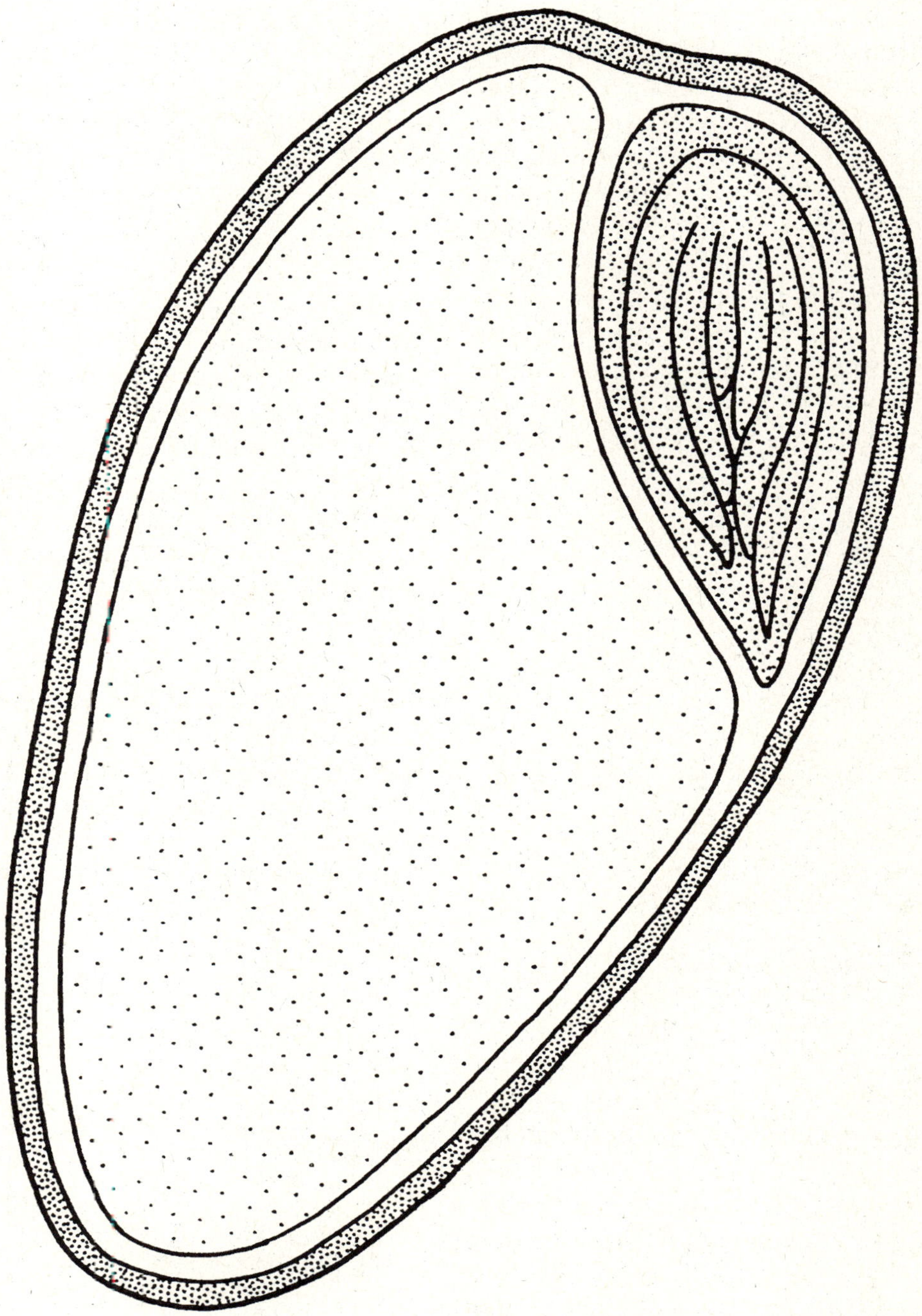

Das ganze Korn ist wichtig!

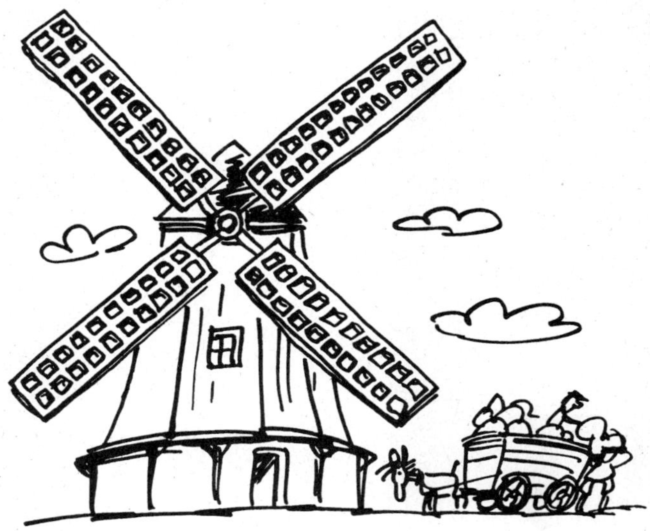

Seit mehreren tausend Jahren ist Getreide für die Ernährung der Menschen von großer Bedeutung. Anfangs wurden Getreidekörner durch Stampfen, später durch Mahlen zu Mehl verarbeitet. Es wurde zum Kochen und Backen verwendet. Die Müller versuchten, mit immer feineren Mahltechniken in großen Mengen weißes Mehl herzustellen. Es ist ihnen jedoch lange Zeit nicht gelungen. Sie schafften es nicht, die Schale und den Keimling des Korns vom weißen Mehlkörper zu trennen. Die Schale und der Keimling aber färbten das Weizenmehl gelblich und das Roggenmehl grau. In den Bäckereien mußte alles aus Vollkornmehl gebacken werden, und die Backwaren waren immer bräunlich oder grau, aber niemals weiß. Nur die Hofbäckereien des Adels hatten helleres Mehl. Es wurde in kleinen Mengen durch mehrfaches feines Sieben mit großem Aufwand hergestellt und war kostbar. Nur reiche Adlige konn-

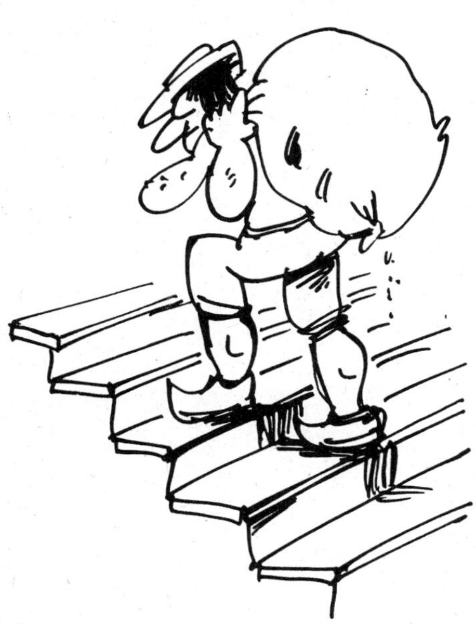

ten sich Backwaren aus hellem Mehl leisten; der übrigen Bevölkerung stand nur das grobe dunkle Mehl zur Verfügung.
Mitte des 19. Jahrhunderts wurden die Mahlsteine, die in den Mühlen bisher zum Mahlen des Korns verwendet wurden, durch Mahlwalzen ersetzt. Dadurch war es möglich, die Schale und den ölhaltigen Getreidekeim bereits beim Mahlen vom Mehlkörper zu trennen. So konnte problemlos weißes „Auszugsmehl" hergestellt werden. Der Wunsch der Bevölkerung nach „hellen" Backwaren, die für sie auch bezahlbar waren, ging damit in Erfüllung. Zugleich gab es noch einen weiteren Vorteil durch die neue Mahltechnik: Das Mehl wurde nicht mehr ranzig und konnte deshalb länger gelagert werden.
Der technische Fortschritt bedeutete jedoch einen Rückschritt für eine gesunde Ernährung. Heute ist das weiße Auszugsmehl sehr verbreitet. Die meisten Fabriken und Bäckereien verwenden es zum Herstellen von Brötchen, Broten, Kuchen und Gebäck.

Auszugsmehl enthält weniger Ballaststoffe. Ballaststoffe sind die unverdaulichen Schalen des Korns und für eine gesunde Ernährung sehr wichtig. Sie sorgen dafür, daß man sich bereits bei geringeren Nahrungsmengen satt fühlt und beugen Darmträgheit vor. In den Geschäften werden leckere Backwaren aus Vollkornmehl immer häufiger angeboten.

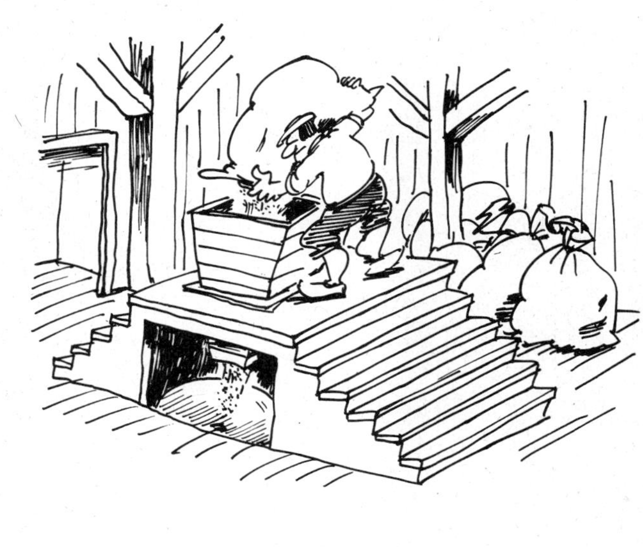

Das empfiehlt der Arzt zur Gesunderhaltung

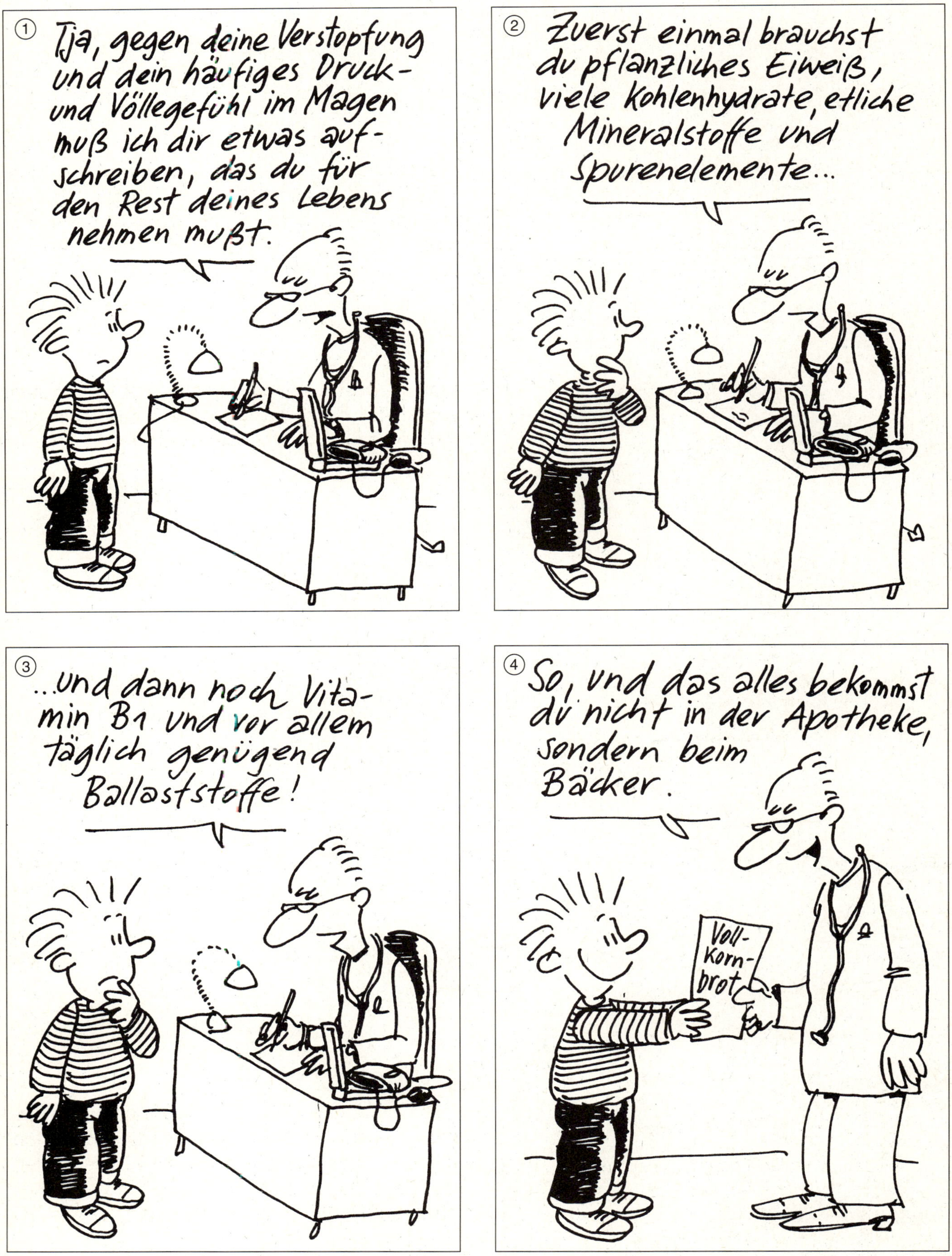
1
Tja, gegen deine Verstopfung und dein häufiges Druck- und Völlegefühl im Magen muß ich dir etwas aufschreiben, das du für den Rest deines Lebens nehmen mußt.
2
Zuerst einmal brauchst du pflanzliches Eiweiß, viele Kohlenhydrate, etliche Mineralstoffe und Spurenelemente...
3
...und dann noch Vitamin B1 und vor allem täglich genügend Ballaststoffe!
4
So, und das alles bekommst du nicht in der Apotheke, sondern beim Bäcker.
Voll-Korn-brot

Backrezept für Vollkornbrötchen

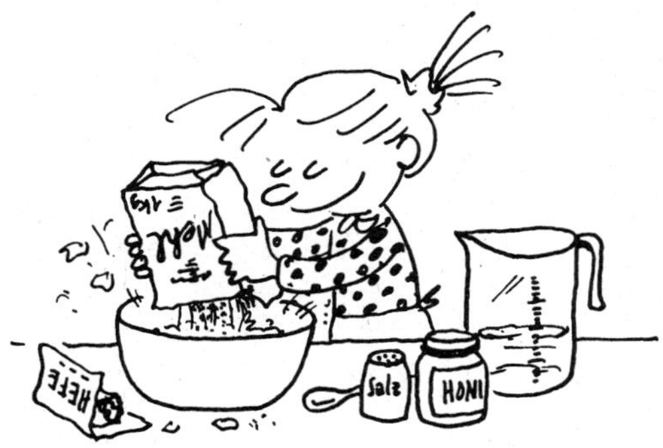

1 kg feingemahlenes Weizenvollkornmehl in eine Schüssel schütten. 600–700 ml kaltes Wasser, je 2 Teelöffel (20 g) Salz und Honig sowie 50 g Hefe hinzugeben.

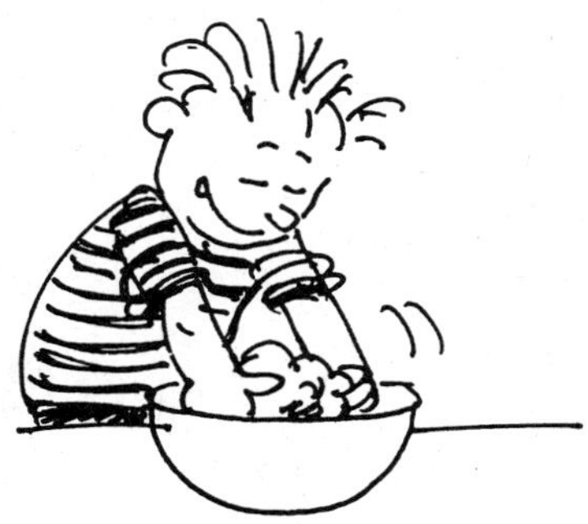

Alles miteinander vermischen und 15 Minuten lang kneten. Den Teig dann mit einem Tuch abdecken und 10 Minuten ruhen lassen.

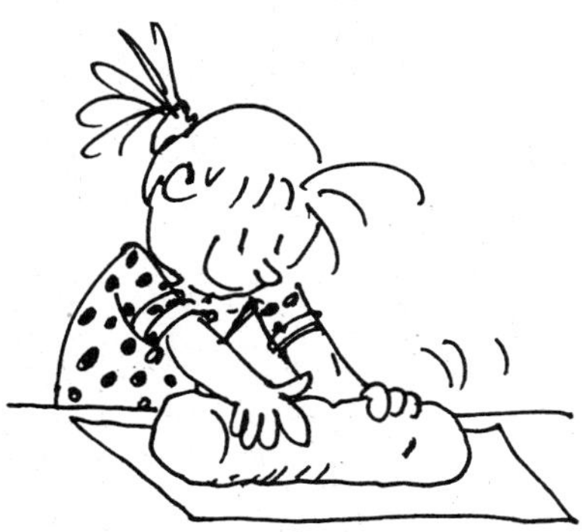

Anschließend den Teig zu einer Rolle formen.

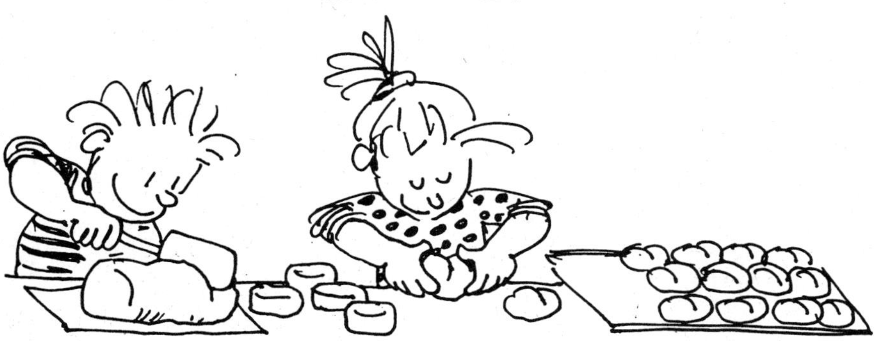

Die Teigrolle mit einem Kuchenschaber in 30 gleiche Stücke teilen. Die einzelnen Teile zu Brötchen formen, auf ein Backblech legen und mit einem Tuch abdecken.

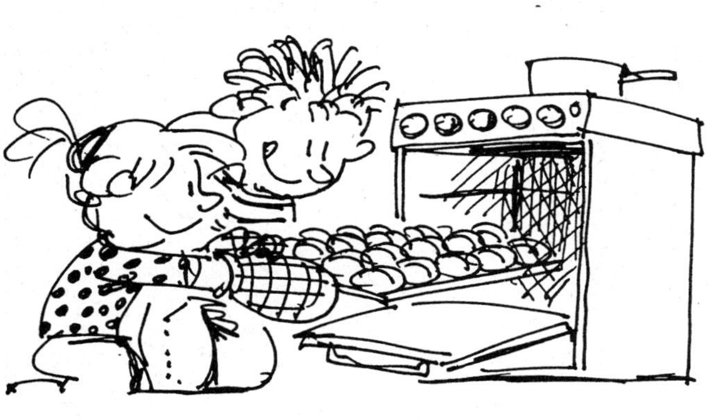

Nach 20 Minuten das Tuch entfernen und das Blech in den auf 240°C vorgeheizten Backofen schieben. Eine Tasse halb voll mit Wasser in den Backofen stellen und die Ofentür schnell schließen. Die Brötchen müssen jetzt bei 240°C 18–20 Minuten backen.

Milchgetränke

(3./4. Klasse)

Basismaterial

1. Thematische Schwerpunkte

1.1 Erfahrungen mit Milch als Getränk

1.2 Haltbarkeit von Milch

1.3 Bestandteile von Milchmixgetränken und Milch

1.4 Eigene Herstellung von Milchmixgetränken

2. Ziele

2.1 Die Kinder sollen sich ihrer erfahrungsbezogenen Einstellungen zu Milch als Getränk bewußt werden, im Vergleich verschiedener Milchsorten geschmackliche Unterschiede wahrnehmen und sich dazu mitteilen.

2.2 Die Kinder sollen sachgerechte Verhaltensweisen für den Umgang mit Milchgetränken und deren Einkauf erwerben.

2.3 Die Kinder sollen Kriterien erwerben, mit deren Hilfe sie aus einem Sortiment von Milchmixgetränken eine Auswahl treffen können zwischen gesundheitlich empfehlenswerten und gesundheitlich weniger empfehlenswerten Angeboten.

2.4 Die Bereitschaft der Kinder zum Genuß empfehlenswerter Milchmixgetränke soll erhöht werden, insbesondere durch das selbständige Herstellen und Trinken von Milchfruchtmixgetränken aus Vollmilch oder Buttermilch und frischen Früchten.

3. Sachinformationen

Milch nimmt unter der großen Vielfalt der pflanzlichen und tierischen Lebensmittel eine Sonderstellung ein. Sie dient den Menschen in der ersten Lebensphase als einziges Lebensmittel und enthält dementsprechend alle in der Zeit benötigten Bausteine. Ferner sind die Inhaltsstoffe der Milch, in erster Linie das Eiweiß und die Mineralstoffe, für die Entwicklung und das Wachstum von Kindern und Jugendlichen wichtig. Für den Erwachsenen ist die Milch mit ihrer einzigartige Zusammensetzung der Nährstoffe von ebenso großer Bedeutung. Der Zufuhr von diesen Nährstoffen wäre ohne die Einbeziehung von Milch in die Ernährung nur sehr schwer nachzukommen. Milch und die Milchprodukte Naturjoghurt und Kefir sind (gemäß Lebensmittelrecht) frei von Zusätzen und werden von keinem Lebensmittel an Reinheit übertroffen.

Die Eiweißqualität der Milch ist durch den Gehalt an essentiellen Aminosäuren bestimmt und als optimal einzustufen. Auch die Bioverfügbarkeit, d.h. die Aufnahmefähigkeit der Aminosäuren durch den menschlichen Organismus ist hervorragend.

Das Milchfett ist leicht verdaulich und gut bekömmlich. Durch die Fettmenge, die feine Verteilung des Fettes in der Milch und seine Zusammensetzung wird der vollmundige Geschmack bestimmt. Der in der Milch enthaltene Milchzucker (Lactose) liefert zum einen Energie, zum anderen begünstigt er die Besiedelung des Darms mit nützlichen Mikroorganismen. Damit einhergehend fördert die Lactose die Calciumresorption und dient so einer verbesserten Ausnutzung des Calciums aus der Milch.

Daß Milch als ein wertvolles Lebensmittel bezeichnet werden kann, liegt vor allem an dem erwähnten Calciumgehalt. Calciumverbindungen sind die wichtigsten Bestandteile der Knochen und Zähne. Der Aufbau des Skeletts verlangt erhebliche Mengen dieses Mineralstoffes, so daß daraus die Notwendigkeit eines regelmäßigen Calciumverzehrs, vor allem in der Kindheit und im Jugendalter, resultiert. Zu geringe Calciumzufuhr während der Wachstumsphase ist später nicht mehr auszugleichen und führt zu Schäden an Knochen und Zähnen.

Bei einem Verzicht auf Milch und Milchprodukte ist die erforderliche Calciumzufuhr nur schwer sicherzustellen. Im Erwachsenenalter unterliegt das Skelett einem ständigen Umbau; auch hier ist kontinuierlicher Milchkonsum geboten. Für Kinder und Jugendliche ist eine Calciumzufuhr von 700–1200 mg täglich empfehlenswert, die in ca. 750–1000 ml Milch enthalten sind. Sollte der Milchkonsum in dieser Höhe liegen, muß der Fettgehalt verstärkt beachtet werden. Entweder wird der teilentrahmten Milch der Vorzug gegeben, oder es wird bei anderen tierischen Fetten, z.B. bei Wurstwaren oder beim Käse entsprechend eingespart. Wahlweise können auch andere Milcherzeugnisse wie Käse, Joghurt, Quark etc. verzehrt werden. So decken Kombinationen, beispielsweise ¹/₄ l Milch, 2 Scheiben Gouda, 2 Scheiben Vollkornbrot und eine Portion Brokkoli die empfohlene Calciumzufuhr eines Heranwachsenden. Eine weitere Alternative wäre auch folgende Zusammenstellung: 1 Portion Nudeln (100 g Rohgewicht) mit 30 g Parmesankäse, 1 Scheibe Tilsiter, 200 g Quark und 300 ml Mineralwasser. Der Calciumgehalt der Mineralwässer ist allerdings recht unterschiedlich. Als „calciumhaltig" werden Produkte mit mehr als 150 mg Calcium pro Liter bezeichnet.

Weitere bedeutsame Mineralstoffe in der Milch sind Kalium und Phosphor.

Der Vitamingehalt ist durch den Vitamin B-Komplex und die je nach Jahreszeit unterschiedlichen, also von der Fütterung und der Sonneneinstrahlung abhängigen Gehalte an Vitamin A und Vitamin D charakterisiert.

Milch wird in den folgenden Formen in den Handel gebracht:

1. Vollmilch
   Sie enthält mindestens 3,5% Fett und ist neben der Roh- oder Vorzugsmilch pasteurisiert, ultrahocherhitzt (H-Milch) oder als Sterilmilch zu erhalten. Die Rohmilch ist weder erhitzt noch molkereitechnisch bearbeitet und kann eventuell krankheitserregende Mikroorganismen enthalten. Aus diesem Grund wird sie nur unter besonderen Bedingungen (zum Beispiel „ab Hof") lose an den Verbraucher verkauft. Die Vorzugsmilch wird nach ebensolcher Überprüfung des Gesundheitszustandes des Viehbestandes, laufender Überprüfung des Keimgehaltes der Milch sowie unter Beachtung strenger Anforderungen an Behandlung, Lagerung und Verpackung der Milch im Handel in verkaufsfähiger Verpackung angeboten. Sie muß zur Herstellung von Säuglingsnahrung erhitzt werden.

2. Teilentrahmte Milch
   Der Fettgehalt liegt bei 1,5–1,8%.

3. Entrahmte Milch (Magermilch)
   Der Fettgehalt wird auf 0,3% eingestellt. Auch diese Milch kommt pasteurisiert, ultrahocherhitzt oder sterilisiert in den Handel.

4. Buttermilch
   Sie enthält ebenfalls nur 0,3% Fett und schmeckt leicht säuerlich.

Die Milchbearbeitung umfaßt das Reinigen durch Filtration, die Erhitzung (entweder Pasteurisierung, Ultrahocherhitzung oder Sterilisierung) und die Homogenisierung. Durch letzteres Verfahren kommt eine tröpfchenförmige Verteilung des Fettes in der Milch, welches sich sonst als Rahm auf der Milch absetzen würde, zustande. Die Pasteurisierung ist eine wirksame thermische Behandlung, bei der die Milch von krankheitserregenden Mikroorganismen befreit wird. Die am häufigsten angewandte Kurzzeiterhitzung, hier wird die Milch 15–30 Sekunden lang auf 72–75°C erwärmt, ist eine von drei zugelassenen Pasteurisierungsmethoden.

Die durch Ultrahocherhitzung entstehende H-Milch wird für 1 Sekunde auf 135–150°C erhitzt. Sie enthält fast keine vermehrungsfähigen Keime und ist bis zu sechs Wochen in geschlossener Verpackung ohne Kühlung haltbar.

Weder die Pasteurisierung noch die Ultrahocherhitzung zerstören die Eiweißkomponenten. Auch hat diese Erhitzung keinen Einfluß auf den Calciumgehalt, wie auch die unterschiedlichen Fettgehaltsstufen sich nicht auf den Calciumgehalt auswirken. Allerdings hat die Ultrahocherhitzung eine geringe Auswirkung auf den Gehalt der hitzeempfindlichen B-Vitamine (bis ca. 10%). Der Kochgeschmack der H-Milch wird von vielen Verbrauchern als störend empfunden.

Der Vorteil des Sterilisierens der Milch liegt in der Verlängerung der Haltbarkeit. So sind ungeöffnete Gebinde bis zu sechs Monaten bei Zimmertemperatur haltbar. Die Milch wird vorerhitzt, homogenisiert, in Flaschen abgefüllt und sterilisiert. Eine sogenannte Vollkonserve wird hergestellt. In sterilisierter Milch sind keine lebenden Mikroorganismen mehr zu finden. Durch die Sterilisation treten Eiweißveränderungen und Vitaminverluste auf. Daher ist die sterilisierte Milch für die Säuglingsernährung nicht geeignet. Auch für alle anderen Altersgruppen ist Sterilmilch nicht empfehlenswert.

Die aus Milch hergestellten Milchmischerzeugnisse, in diesem Fall Getränke, werden aus pasteurisierter Vollmilch, fettarmer oder entrahmter Milch hergestellt. Im Handel werden Milchmischerzeugnisse mit den Zusätzen aus Früchten, Zucker, Kakao, Malz und Aromen angeboten, wobei der Anteil der einzelnen Komponenten insgesamt 30% nicht überschreiten darf. Sie bereichern das Angebot an Milchgetränken, sollten allerdings einen nicht zu hohen Zuckergehalt aufweisen. Aufgrund ihres z.T. beachtlichen Zuckergehaltes sind Milchmischerzeugnisse nicht so geeignet wie ungesüßte Milchprodukte. Bei der Eigenherstellung kann Zucker in geringerer Menge verwendet werden, zumal die Früchte, vor allem Bananen, durch den Fruchtzucker für die nötige Süße sorgen.

4. Unterrichtsgestaltung

4.1 Schwerpunkt: Erfahrungen mit Milch als Getränk

Benötigt werden:

- je Gruppe: 1 Materialbogen M 19
  (auch als Folienvorlage verwendbar)
- je Kind: 2–3 Karteikarten DIN A7 oder entsprechend große Zettel
- je Kind: 1 Trinkbecher
- je Kind: 1 Materialbogen M 20
- in Thermoskannen abgefüllt:
  1,5 l pasteurisierte Vollmilch; 3,5% Fettgehalt (kalt)
  1,5 l pasteurisierte Vollmilch; 3,5% Fettgehalt (lauwarm)
  1,5 l H-Milch; 3,5% Fettgehalt (kalt)
  1,5 l H-Milch; 3,5% Fettgehalt (lauwarm)
  1,5 l Sterilmilch; 3,5% Fettgehalt (kalt)
  1.5 l Sterilmilch; 3,5% Fettgehalt (lauwarm)

Vorschläge für unterrichtliches Handeln

Die Kinder werden veranlaßt, ihre Einstellungen zu Milchgetränken aufgrund ihrer bisherigen Erfahrungen zu artikulieren. Gesprächsanlaß für die Diskussion in Gruppen bildet Materialbogen M 19.

Die Kinder notieren ihre Einstellungen zur Milch auf einer DIN-A7-Karteikarte oder auf einem entsprechend großen Zettel. Für jede Meinungsäußerung sollte eine eigene Karteikarte benutzt werden.

Die Meinungsäußerungen werden in einer zusammenfassenden Auswertung gegenübergestellt und diskutiert. Die Lehrerin/der Lehrer bringt in sechs Thermoskannen verschiedene Milchsorten in gekühltem und erwärmtem Zustand mit in den Unterricht. Die Thermoskannen sind mit den Buchstaben A bis F gekennzeichnet und enthalten:

A pasteurisierte Vollmilch; 3,5% Fettgehalt (kalt)
B pasteurisierte Vollmilch; 3,5% Fettgehalt (lauwarm)

C H-Milch; 3,5% Fettgehalt (kalt)
D H-Milch; 3,5% Fettgehalt (lauwarm)
E Sterilmilch; 3,5% Fettgehalt (kalt)
F Sterilmilch; 3,5% Fettgehalt (lauwarm)

Die Kinder werden über die Sorte und den Zustand der Milch nicht informiert. Sie erhalten aus jeder Kanne eine Probe, kosten sie und bewerten den Geschmack der Milch.

Die Geschmacksurteile der einzelnen Kinder können mit Hilfe des Materialbogens M 20 systematisch erfaßt werden. Zum zusammenfassenden Vergleich der Testergebnisse aller Kinder der Klasse eignet sich der zweite Teil des Materialbogens M 20 „Das Testergebnis unserer Klasse", der als Folienvorlage oder Tafelanschrift verwendbar ist. Zur tabellarischen Übersicht der Testergebnisse wird gemeinsam eine generalisierte Aussage formuliert. Sie könnte z.B. lauten:

> Gekühlte Milch schmeckt (den meisten) besser als lauwarme Milch, Vollmilch schmeckt besser als andere Milchsorten.

4.2 Schwerpunkt: Haltbarkeit von Milch

Benötigt werden:

- je Gruppe: 1 Flasche Milch, bei der das Haltbarkeitsdatum überschritten ist
- je Gruppe: 1 Flasche Milch, bei der das Haltbarkeitsdatum nur noch 1 Tag gültig ist
- je Gruppe: 1 Flasche Milch, bei der das Haltbarkeitsdatum noch mehrere Tage gültig ist
- je Gruppe: 1 Materialbogen M 21
- je Gruppe: 1 Materialbogen M 22
- Kühlschrank
- 2 Trinkbecher
- je Gruppe: 1 Bogen Zeichenkarton DIN A3
- je Gruppe: 1 großer Bogen Packpapier
- 1 dicker Filzstift

Vorschläge für unterrichtliches Handeln

Jede Gruppe erhält eine Flasche Milch mit unterschiedlichem Haltbarkeitsdatum und den Materialbogen M 21. Jede Flasche ist mit unterschiedlichen Großbuchstaben gekennzeichnet (A,B,C...). Die Kinder erhalten den Auftrag, die voraussichtliche Genießbarkeit der Milch zu beurteilen, ohne sie zu kosten. Sie sollen ihr Urteil schriftlich begründen. Anschließend geben sie ihre Milchflasche weiter und erhalten von einer anderen Gruppe die nächste Milchflasche, die sie nach Prüfung erneut weitergeben. Dieses Rotationsverfahren wird so lange ausgeführt, bis alle Gruppen alle Flaschen beurteilt haben.

Die Ergebnisse der einzelnen Gruppen werden zusammenfassend dargestellt. Dabei wird die Kennzeichnung der Haltbarkeit als wesentlicher Hinweis für die Beurteilung der voraussichtlichen Genießbarkeit der Milch herausgestellt.

Jede Gruppe erhält den Materialbogen M 22, um nach freier Wahl eine der dargestellten Situationen zu beenden. Als Bearbeitungsformen bieten sich an:

- Weiterzeichnen des Comics
- Beschreibung des weiteren Dialogs
- Darstellung einer Comicsituation und Auflösung dieser Situation im Rollenspiel

Die Gruppen präsentieren ihre Lösungen; jede Darstellung wird in einer kurzen Diskussion gewürdigt.

Die Kinder fertigen eine Liste von Nahrungsmitteln, die mit einem Haltbarkeitsdatum gekennzeichnet sind, an. Hierzu wird es erforderlich, daß sie sich am Nachmittag in entsprechenden Geschäften orientieren und sich dabei Notizen machen. Aus der Notizsammlung kann eine Zusammenstellung entstehen, die in der Klasse ausgehängt wird.

4.3 Schwerpunkt: Bestandteile von Milch und Milchmixgetränken

Benötigt werden:

- Folie: „Frische Milch und Limonade" (Folie wird aus Materialbogen M 23 hergestellt)
- je Gruppe: 1 Packung unterschiedlicher Milchsorten und Milchmixgetränke
- je Kind: 1 Trinkbecher
- 1 Glas frische Vollmilch
- 1 Glas Limonade (mit Zucker gesüßt)
- je Kind: Karteikarte DIN A7
- je Gruppe: Karteikarte DIN A6
- 1 DIN-A2-Zeichenkarton mit Tabellenschema, das von der Lehrerin/dem Lehrer herzustellen ist
- Stecknadeln
- Pinnwand
- 1 Tageslichtprojektor

Vorschläge für unterrichtliches Handeln

Den Kindern werden ein Glas frische gekühlte Vollmilch und ein Glas Limonade präsentiert. Jedes Kind soll sich für eines der beiden Getränke entscheiden, seine Wahl und die Begründung dafür auf eine Karteikarte schreiben.

Die Ergebnisse werden gemeinsam ausgewertet und in einer Übersicht dargestellt. (Eine Möglichkeit zur sinnvollen Gliederung ist bei den „Erfahrungen aus den unterrichtlichen Erprobungen, zu Schwerpunkt 4.3," konkretisiert.)

Alle Karteikarten mit sinngemäß identischer Begründung werden dazu übereinandergelegt und mit Stecknadeln in ein Tabellenschema an die Pinnwand geheftet. Anschließend wird eingetragen, wie oft dieselbe Begründung angegeben wurde.

Die Folie „Frische Milch und Limonade" wird projiziert. Die unterschiedliche Zusammensetzung beider Getränke wird erkannt und ihre unterschiedliche Bedeutung für die Ernährung herausgearbeitet. Anschließend werden die Geschmackspräferenzen (s. Auswertung der Umfrage) der Kinder dem Stellenwert von Limonade und Milch für eine gesunde Ernährung kontrastierend gegenübergestellt. Als voraussichtliches Ergebnis läßt sich sinngemäß folgende Erkenntnis formulieren: Mit Zucker gesüßte Limonade enthält sehr viel Zucker, der den Zähnen schadet. Frische Milch enthält viele Stoffe, die für unsere Gesundheit sehr wichtig sind.

Jede Gruppe erhält eine ungeöffnete Packung eines Milchmixgetränkes und ermittelt auf der Verpackung die Angaben über Zucker-, Fett- und Frucht- bzw. Kakaoanteile, schreibt den Namen des Getränkes und die Angaben über die entsprechenden Anteile auf eine Karteikarte (***Hinweis:*** Nicht bei allen Angeboten sind die erforderlichen Angaben auf der Packung ausgedruckt; die Angaben über Zuckeranteile sind häufig als Kohlenhydrate deklariert).

Die Karteikarten werden an die Pinnwand geheftet und von allen Kindern gelesen. Die Getränke werden den Kategorien *gesundheitlich empfehlenswert / gesundheitlich weniger empfehlenswert* zugeordnet. Als Kriterien gelten Zucker- und Fettgehalt.

Die Milchmixgetränke werden den Kindern zum Trinken angeboten.

4.4 Schwerpunkt: Eigene Herstellung von Milchmixgetränken

Benötigt werden:

- je Gruppe: 1 l frische Vollmilch oder Buttermilch
- je Gruppe: Mixbecher
- 3 bis 4 Handmixgeräte
- je Gruppe: Bogen Zeichenkarton DIN A4 zur Herstellung der Rezeptkarte
- je Gruppe: Zutaten gemäß ausgewähltem Rezept
- je Kind: 1 Trinkbecher
- Stecknadeln
- Pinnwand

Vorschläge für unterrichtliches Handeln

Die Kinder wählen aus von ihnen und von der Lehrerin/dem Lehrer mitgebrachten Rezeptbüchern ein Rezept für ein Milchmixgetränk aus, das sie selbst herstellen wollen. Zusätzliches Süßen sollte vermieden bzw. stark reduziert werden.

Die Kinder stellen eine Rezeptkarte her (DIN A4), die folgende Angaben enthält:

- Name des Mixgetränkes
- Art und Menge der Zutaten
- Kosten der Zutaten
- Geräte zur Herstellung des Milchmixgetränkes
- Handlungsanweisung zur Herstellung des Milchmixgetränkes

Die Kinder legen fest, wer aus der Gruppe die Milch, wer die Zutaten und wer die Geräte mitbringt. Die Gruppen können ihre Rezeptkarte auch künstlerisch ausgestalten, z.B. durch eigenes Illustrieren oder durch das Aufkleben von Fotos.

Die Kinder stellen nach den von ihnen ausgewählten Rezepten die Milchmixgetränke her, kosten nacheinander alle Milchmixgetränke und schreiben ihren Namen unter die Rezeptkarte des Getränks, das ihnen am besten geschmeckt hat. In den Erprobungen ist an der Pinnwand z.B. folgende Darstellung entstanden:

Dieses Mixgetränk hat mir am besten geschmeckt

Schokomilch	Schoko-Vanillemilch	Waldmeistermilch	Erdbeermilch
Katharina	Matthias	Markus	Stefan
Miriam		Jennifer	Yves
Melanie		Christin	Oliver
Wiebke		Anne	Cathrin
Janina		Mareen	André
Timi			Steven
Maria			Eric
Falk			
Tom			

Von jedem Mixgetränk werden die Kosten errechnet. Sie werden anschließend verglichen mit den Kosten der gekauften Milchmixgetränke (s. Schwerpunkt 4.3).

Die 3 beliebtesten Mixgetränke werden in so großer Menge hergestellt, daß alle Kinder der Klasse davon trinken können. (Hinweis: Die Zutaten müssen entsprechend ergänzt werden.)

Erfahrungen aus den unterrichtlichen Erprobungen

Bei der Erprobung ist das Basismaterial von einer Lehrerin im Rahmen eines umfangreichen Unterrichtsprojektes „Milch" verwendet worden. In einer längeren Vorbereitungsphase wurden die Kinder durch folgende Aktivitäten auf das Projektthema eingestellt:

- Formulieren von Themen und Fragen, die für die Kinder von Interesse sind
- Sammeln von Bild- und Textmaterial
- Gespräche mit Eltern über ihre Beteiligung am Projekt

Die Vorbereitungsaktivitäten fanden ihren Abschluß im gemeinsamen Entwickeln eines Projektplans, der die Auseinandersetzung mit folgenden Themen vorsah, die teilweise im arbeitsteiligen Gruppenunterricht geleistet wurde:

- Arbeitstag im Stall: Melken, Füttern, Säubern der Kühe
- Verteilen der Aufgaben: Anlegen einer Arbeitsmappe zum Thema „Milch", Erläuterungen von Begriffen wie Milch, Kasein, Rahm, Bakterien, Pilze, Käse, Quark, Joghurt
- Einkauf von Milch: Besuch der Verkaufsstelle, Gespräch mit der Filialleiterin bzw. Verkäuferin
- Durchführung und Auswertung von Experimenten zur Genießbarkeit von Milch
- Gedichte, Illustrationen, Erzählungen, Filme zum Thema „Milch"
- Herstellung von Comics zum Thema „Milch"
- Nährwert der Milch
- Vergleich von Limonade und Milch unter dem Aspekt einer gesunden Ernährung
- Recycling von Joghurtbechern
- Herstellen und Verzehren von Milchmixgetränken
- Herstellen und Verzehren von Joghurt
- Herstellen und Verzehren von Quarkspeisen
- Auswertung des Projektes

Zu Schwerpunkt 4.1: Erfahrungen mit Milch als Getränk

Der Materialbogen M 19 bildete einen guten Gesprächsanlaß zur Artikulation der eigenen Einstellungen zu Milchgetränken. Wurde der Empfehlung im Basismaterial gefolgt, die eigene Position auf Karteikarten zu notieren, ergaben sich gut akzentuierte und eindeutig abgrenzbare Positionen, die sich leicht zuordnen und auswerten ließen. Dabei wurden vielfach die auf dem Materialbogen M 19 vorgegebenen Äußerungen übernommen; es gab nur wenige selbständig formulierte und neue Positionen. Im einzelnen wurden in einer Klasse folgende Ansichten geäußert:

10mal: *Milch ist eines meiner Lieblingsgetränke. Sie muß aber schön kalt sein.*
10mal: *Ich mag Erdbeermilch oder heißen Kakao.*
4mal: *Milch schmeckt mir nicht (gekoppelt mit negativen Erfahrungen, z.B. Erbrechen).*
3mal: *Lauwarme Milch mag ich nicht (mit Hinweis auf unangenehme „Haut").*
1mal: *Ich mag am liebsten Buttermilch. Sie ist so schön säuerlich.*
1mal: *Ich mag Milch mit Honig.*
1mal: *Ich mag Milch, aber bei trockenem Hals schleimt sie.*

Werden die Kinder dagegen aufgefordert, ihre Ansichten auf einem DIN-A4-Bogen zu fixieren, der später in ihrer Arbeitsmappe abgeheftet wird, entstehen vielfältige Beiträge, deren systematische Auswertung im Unterricht jedoch größere Schwierigkeiten bereitet:

1. Beispiel: *Ich trinke nicht gerade Milch für mein Leben gern. Vollmilch trinke ich überhaupt nicht. Aber ich trinke Milch, wo was zugemischt ist, wie zum Beispiel Kakao oder Erdbeeren. Warme Milch trinke ich auch nicht so gern.*

2. Beispiel: *Ich trinke liebend gern Milch. Erdbeermilch ist nicht mein Geschmack. Die Leute, die keine Milch trinken, die kann ich verstehen, denn manchmal schmeckt die Milch so kremig. Mein Papa trinkt zum Beispiel keine Milch. Heiße Milch trinke ich überhaupt nicht, auch keine Johannisbeermilch oder Bananenmilch oder Heidelbeermilch. Meine Schwester trinkt auch gerne Milch. Erdbeermilch trinkt sie auch, was ich nicht trinke. Milch soll ja gesund sein.*

3. Beispiel: *Mir schmeckt Milch mit Kakao, und mir schmeckt lauwarme Milch. Heiße und kalte Milch, nein danke!*

4. Beispiel: *Ich trinke sehr gern Milch. Den ganzen Tag. Wenn ich aus der Schule komme, hole ich mir erst mal eine Tüte Milch. Buttermilch mag ich nicht so. Am besten schmeckt mir eiskalte Milch aus dem Kühlschrank. Erdbeermilch schmeckt mir auch. Ich trinke auch gerne Milch mit Kakao.*

Zu Schwerpunkt 4.2: Haltbarkeit von Milch

Die richtige Bewertung der Genießbarkeit verschiedener Milchproben und die Begründung ihrer Entscheidung bereitete den Kindern keine Schwierigkeiten. Auffällig ist jedoch, daß die Kinder alle Felder ausfüllten, statt das Zutreffende nur mit einem Kreuz zu kennzeichnen, wie es der Arbeitsauftrag vorsieht. Durchgängig begründeten die Kinder die Genießbarkeit der Milch mit dem noch nicht überschrittenen Verfalls- bzw. Haltbarkeitsdatum. Als Begründung für die Ungenießbarkeit der Milch nannten manche Kinder „sauer" oder „schlecht", andere verwiesen auf das überschrittene Haltbarkeitsdatum; beide Begründungen wurden von demselben Kind nie genannt.

Beispiel für Arbeitsbogen M 21: **Genießbar oder verdorben?**

Milchprobe	voraussichtlich genießbar	voraussichtlich ungenießbar	Begründung
A *bis 3.5. haltbar*	*ja*	*nein*	*Haltbarkeitsdatum ist noch nicht überschritten*
B *bis 9.3. haltbar*	*nein*	*ja*	*ist sauer/Verfallsdatum überschritten*
C *bis 15.4. haltbar*	*nein*	*ja*	*ist schlecht/Verfallsdatum überschritten*
D *bis 15.10. haltbar*	*ja*	*nein*	*Haltbarkeitsdatum ist noch nicht überschritten*
E *bis 20.4. haltbar*	*nein*	*ja*	*ist sauer/Verfallsdatum überschritten*
F *bis 8.7. haltbar*	*ja*	*nein*	*Haltbarkeitsdatum ist noch nicht überschritten*
G *bis 5.5. haltbar*	*ja*	*nein*	*Haltbarkeitsdatum ist noch nicht überschritten*

Der Materialbogen M 22 regte die Kinder vor allem zum Weiterzeichnen des Comics, zur Darstellung der Comicsituation im Rollenspiel und zur Auflösung dieser Situation ebenfalls im Rollenspiel an. Darüber hinaus waren viele Kinder daran interessiert, neue Situationen zu erfinden und als Comic zu zeichnen.

Beispiele für unterschiedliche Weiterführungen einer Comicsituation:

Ausgangssituation

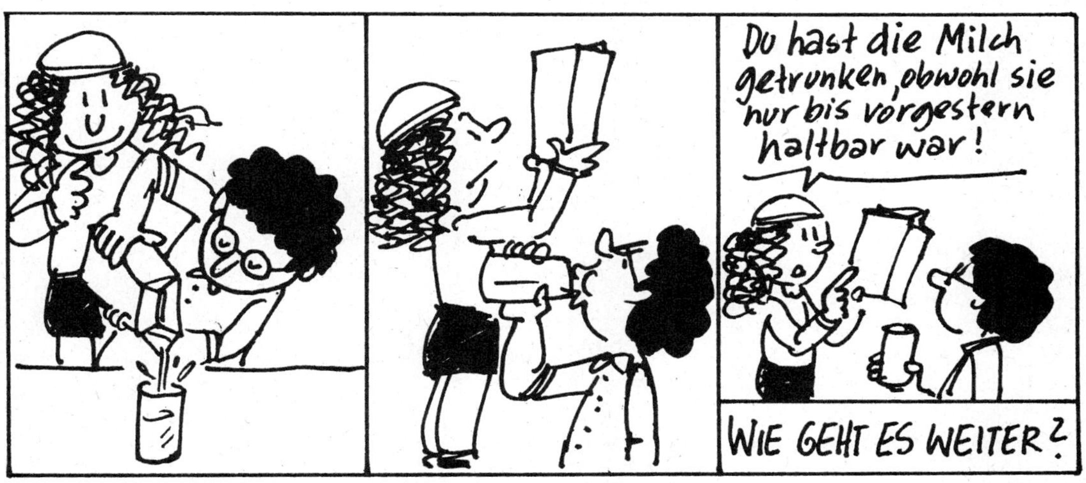
Du hast die Milch getrunken, obwohl sie nur bis vorgestern haltbar war!
WIE GEHT ES WEITER?

Die Weiterführungen

1.

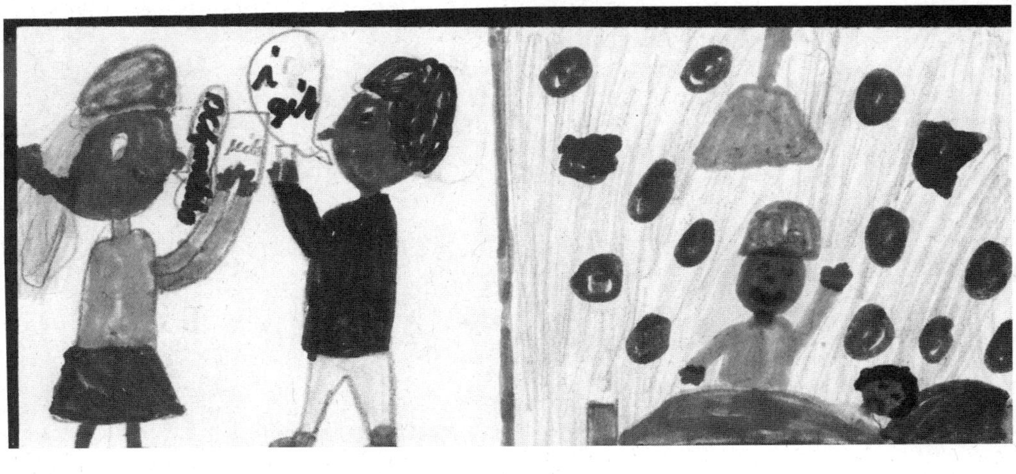

2.

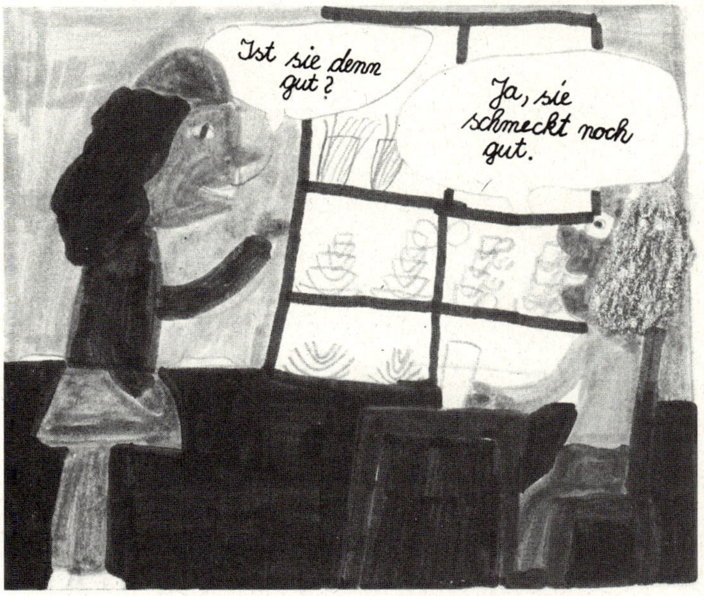
Ist sie denn gut?
Ja, sie schmeckt noch gut.

3.

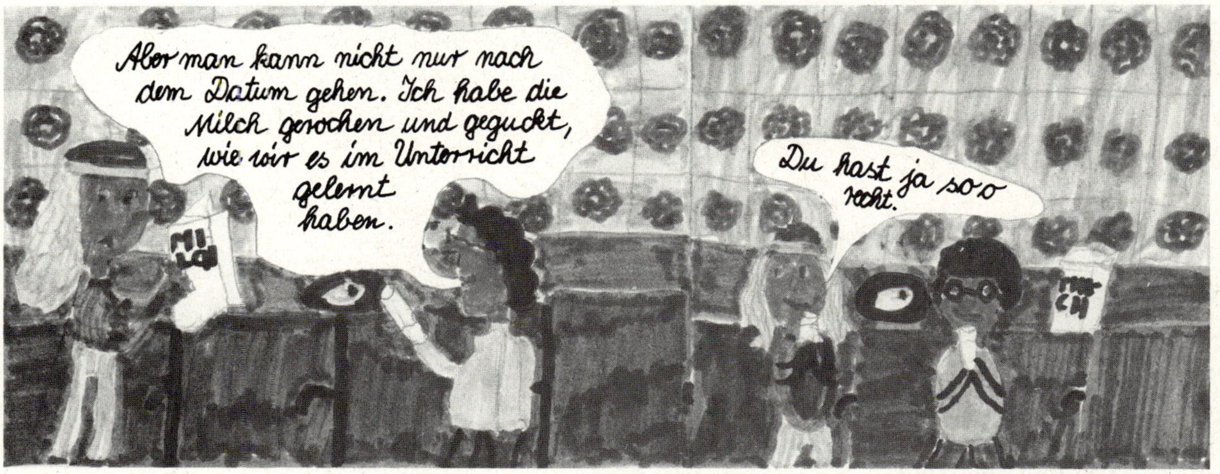
Aber man kann nicht nur nach dem Datum gehen. Ich habe die Milch gerochen und geguckt, wie wir es im Unterricht gelernt haben.
Du hast ja so:o recht.

Zu Schwerpunkt 4.3:
Bestandteile von Milchmixgetränken und Milch

Der Materialbogen M 23 wurde bei einer Erprobung nicht als Vorlage zum Herstellen einer Folie, sondern eines Plakates benutzt. Die Gegenüberstellung der Inhaltsstoffe von Limonade und Vollmilch fand bei den Kindern großes Interesse und förderte ihr Problembewußtsein. Die eingangs vorgenommene Umfrage brachte in den Klassen recht unterschiedliche Ergebnisse, wie Beispiele aus zwei dritten Klassen belegen:

1. Beispiel:

„Ich trinke lieber Limonade." (10 Kinder)
„Ich trinke lieber frische gekühlte Vollmilch." (13 Kinder)

Gründe für			
Limonade		frische Vollmilch	
weil Vitamin C enthalten ist	6mal genannt	weil sie nahrhaft ist und Vitamine enthält	12mal genannt
weil sie kalt gut schmeckt	3mal genannt	weil sie sehr gut schmeckt	1mal genannt
weil sie besser schmeckt	1mal genannt		

2. Beispiel:

„Ich trinke lieber Limonade." (26 Kinder)
„Ich trinke lieber frische gekühlte Vollmilch." (1 Kind)

Gründe für			
Limonade		frische Vollmilch	
Limonade schmeckt mir besser	16mal genannt	Milch ist gesund	1mal genannt
Limonade weckt Kräfte	4mal genannt		
Milch schmeckt mir nicht	4mal genannt		
weil ich jeden Tag Milch trinken muß	2mal genannt		

Im ersten Beispiel sind die Präferenzen der Kinder für Milch und Limonade mit leichter Bevorzugung der Milch fast ausgeglichen. Bei beiden Getränken werden die Präferenzen auch mit Gesundheitsargumenten begründet. Außerdem wird bei beiden Getränken das Geschmacksargument angeführt, bei der Limonade sehr viel häufiger als bei der Vollmilch.

Im zweiten Beispiel bevorzugen die Kinder mit überwältigender Mehrheit Limonade. Ihr Hauptargument dafür liegt im Geschmack: Sie geben entweder eine positive Begründung („Limonade schmeckt mir besser") oder assoziieren negative Empfindungen in Zusammenhang mit Milch („Milch schmeckt mir nicht", „weil ich jeden Tag Milch trinken muß"). Von untergeordneter Bedeutung ist der Aspekt der Gesundheit. Hier scheint der Einfluß von Fernsehwerbung wirksam zu werden: Milch wird von den Kindern beider Klassen getrunken, weil sie gesund ist, nicht aber, weil sie schmeckt.

Beide Beispiele verdeutlichen die Spannbreite der Positionen, die bei Kindern zu dieser Frage zu erwarten sind.

Zu Schwerpunkt 4.4: Eigene Herstellung von Milchmixgetränken

Die unterrichtliche Realisierung wich von den Vorschlägen im Basismaterial nicht ab. Bei der Herstellung eigener Mixgetränke wurden z.B. folgende Zutaten verwendet:

Vanillemilch: 5 g Vanillezucker, 10 g Zucker oder Honig, 10 g Weizenkeime, 375 ml Trinkvollmilch

Bananenmilch: 1 Banane, 5 g Vanillezucker, Zitronensaft nach Geschmack, 375 ml Trinkvollmilch

Ansichten über Milchgetränke

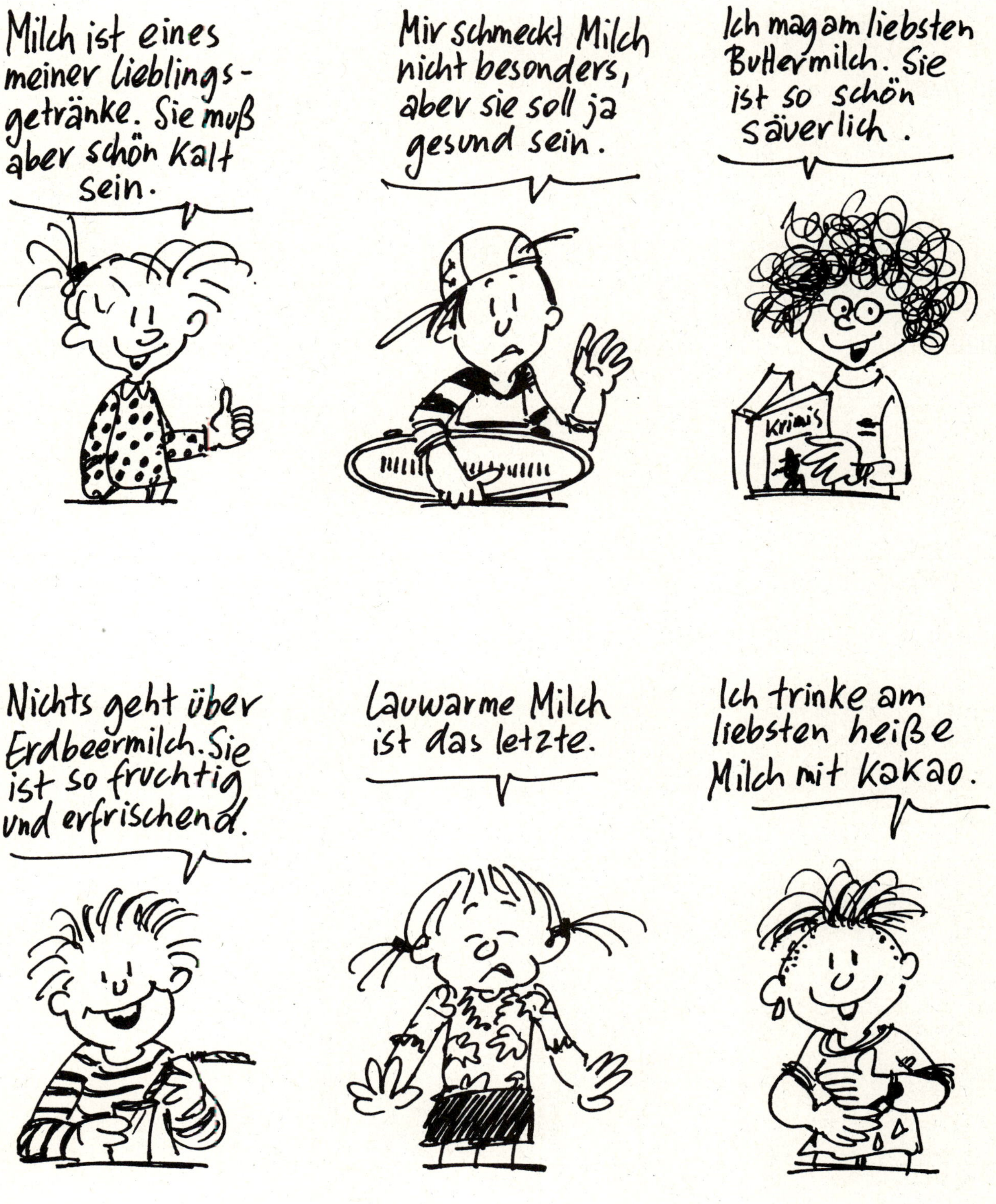
Milch ist eines meiner Lieblingsgetränke. Sie muß aber schön kalt sein.
Mir schmeckt Milch nicht besonders, aber sie soll ja gesund sein.
Ich mag am liebsten Buttermilch. Sie ist so schön säuerlich.
Krimis
Nichts geht über Erdbeermilch. Sie ist so fruchtig und erfrischend.
Lauwarme Milch ist das letzte.
Ich trinke am liebsten heiße Milch mit Kakao.

Welche Erfahrungen hast du mit Milchgetränken gemacht?

Wir testen den Geschmack von Milch

Koste bitte zunächst von einer Milch, kreuze dann sofort an, wie dir die Milch schmeckt, und begründe deine Entscheidung. Koste danach bitte die nächste Milch, kreuze dann wieder an, wie dir diese schmeckt, und begründe deine Entscheidung. Mach das mit den übrigen Milchproben bitte genauso. Zum Schluß erfährst du den Namen der getesteten Milchsorten.

Mein Testergebnis

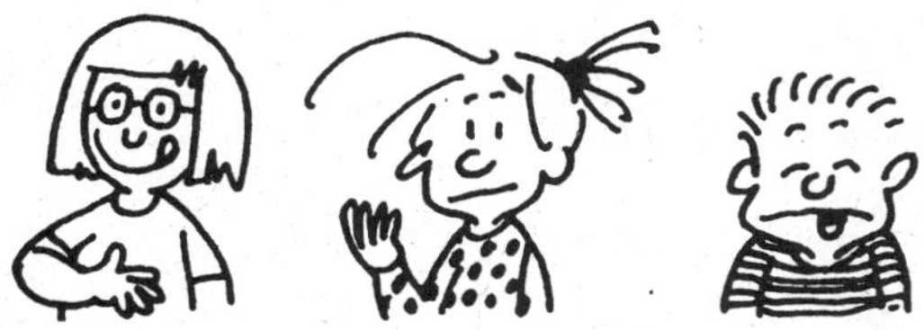

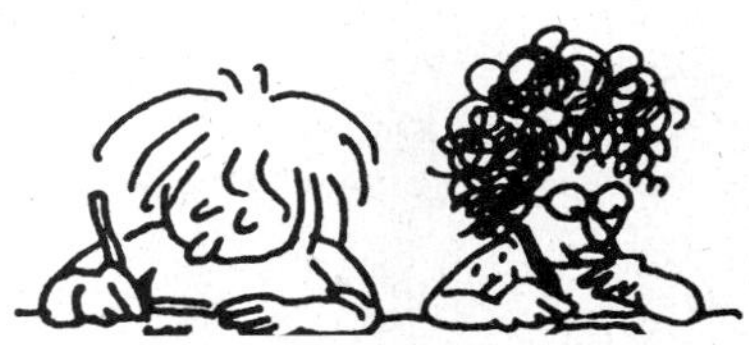

Milchprobe	schmeckt mir ausgezeichnet	es geht	schmeckt mir gar nicht	Begründung
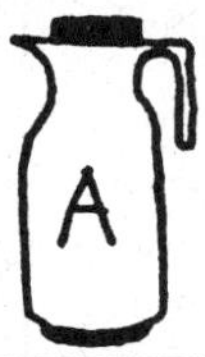 A				
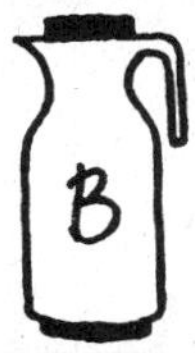 B				
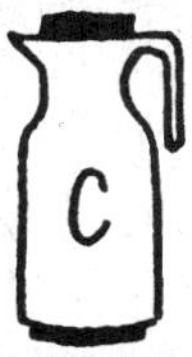 C				
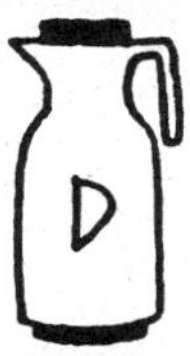 D				
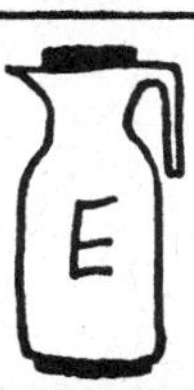 E				
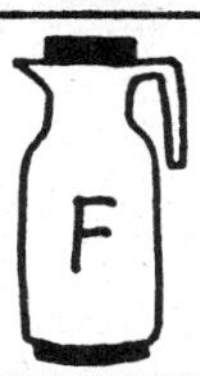 F				

Wir testen den Geschmack von Milch

Das Testergebnis unserer Klasse

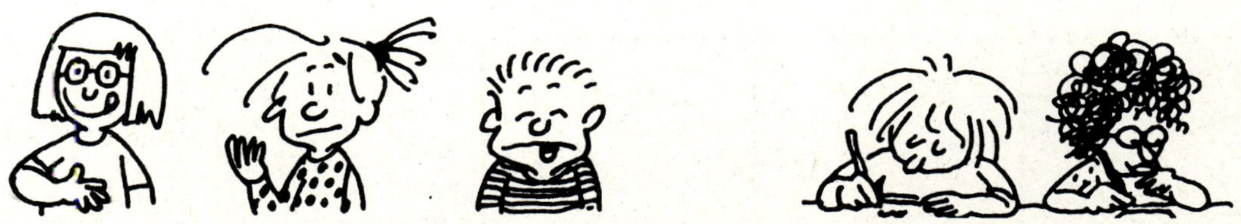

Wir haben angekreuzt:

Milchprobe	schmeckt mir ausgezeichnet	es geht	schmeckt mir gar nicht	Name der Milchprobe
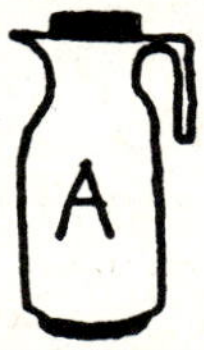	.........mal	.........mal	.........mal	
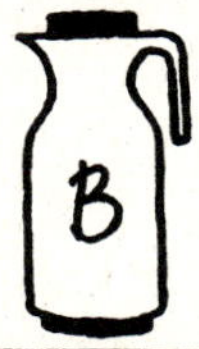	.........mal	.........mal	.........mal	
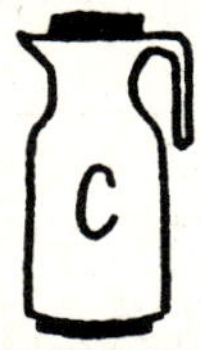	.........mal	.........mal	.........mal	
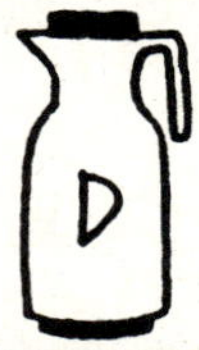	.........mal	.........mal	.........mal	
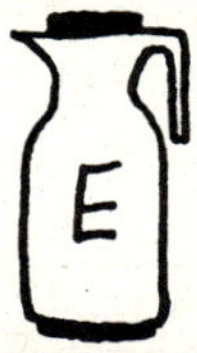	.........mal	.........mal	.........mal	
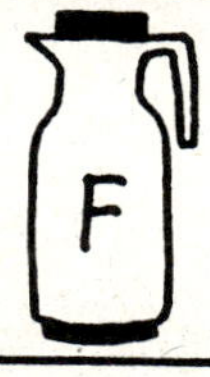	.........mal	.........mal	.........mal	

Genießbar oder verdorben?

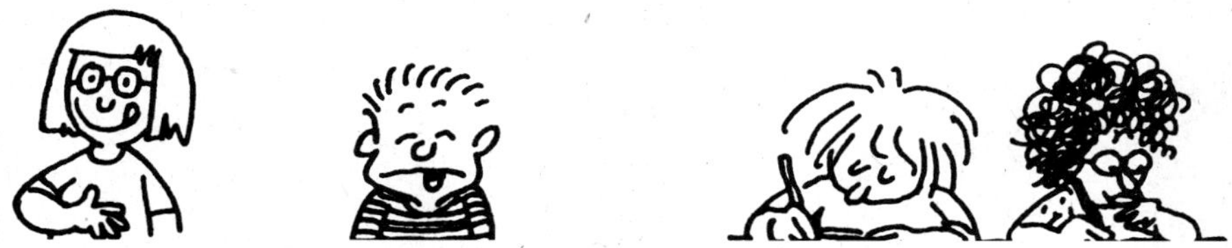

Milchprobe	voraus-sichtlich genießbar	voraus-sichtlich ungenießbar	Begründung
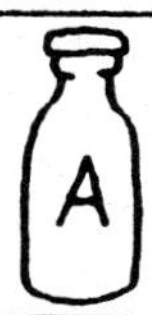 A			
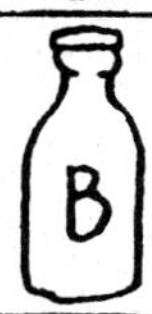 B			
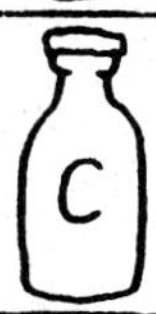 C			
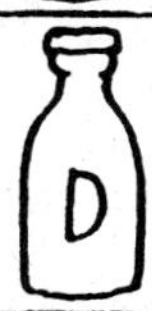 D			
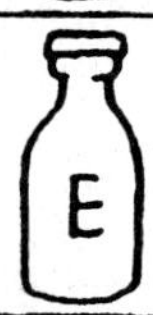 E			
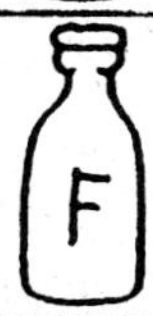 F			
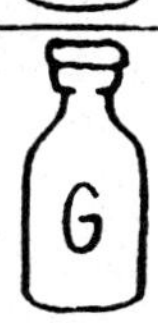 G			

Aufgabe:

Seht euch jede Milchflasche genau an. Entscheidet euch dann, ob die Milch vermutlich noch genießbar oder nicht mehr genießbar ist. Macht in das zutreffende Feld ein Kreuz. In jedes Feld der letzten Spalte schreibt bitte die Begründung für eure Entscheidung.

Alltagssituation

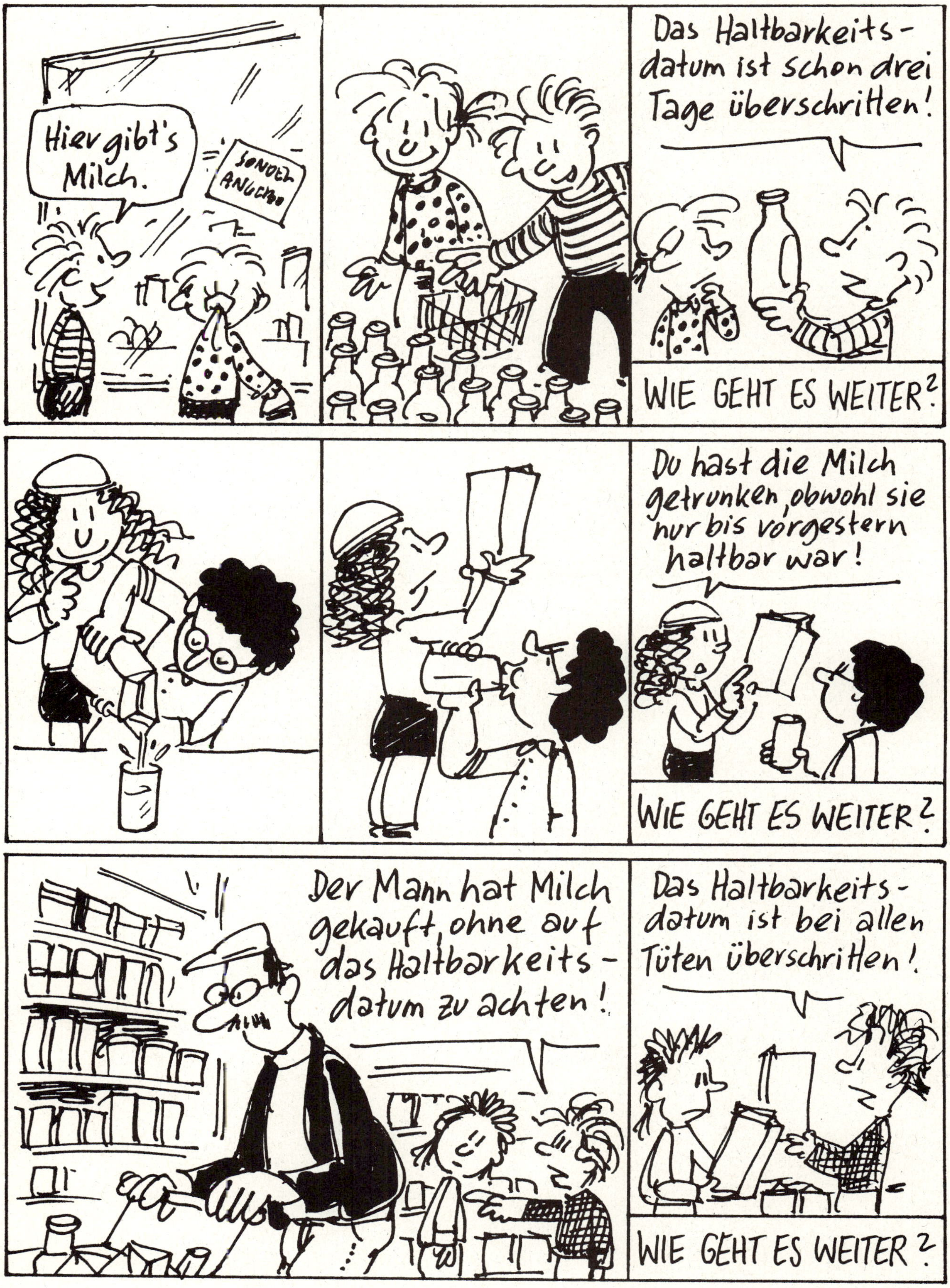
Hier gibt's Milch.
SONDER ANGEBOT
Das Haltbarkeits-datum ist schon drei Tage überschritten!
WIE GEHT ES WEITER?
Du hast die Milch getrunken, obwohl sie nur bis vorgestern haltbar war!
WIE GEHT ES WEITER?
Der Mann hat Milch gekauft, ohne auf das Haltbarkeits-datum zu achten!
Das Haltbarkeits-datum ist bei allen Tüten überschritten!
WIE GEHT ES WEITER?

Frische Milch und Limonade

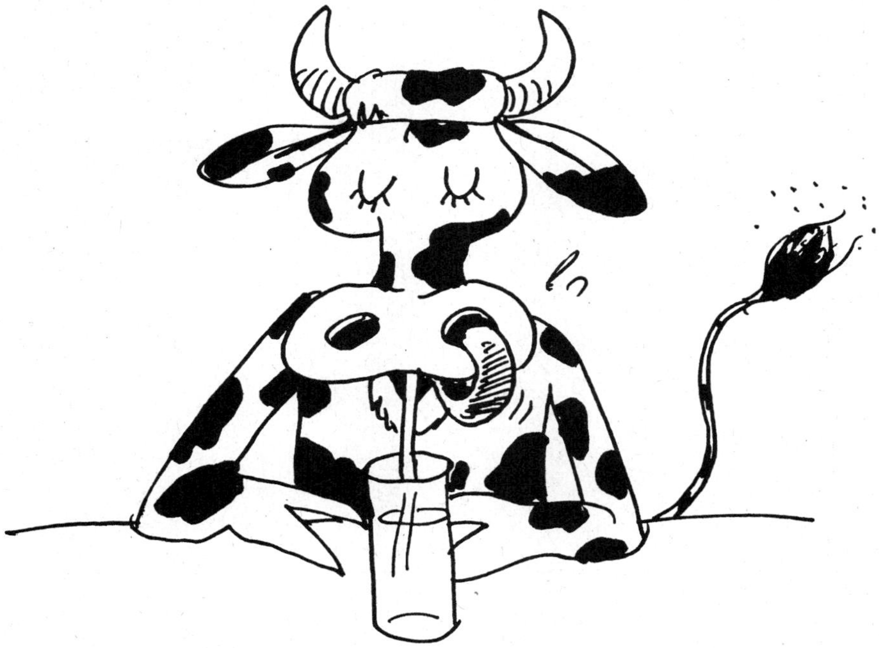

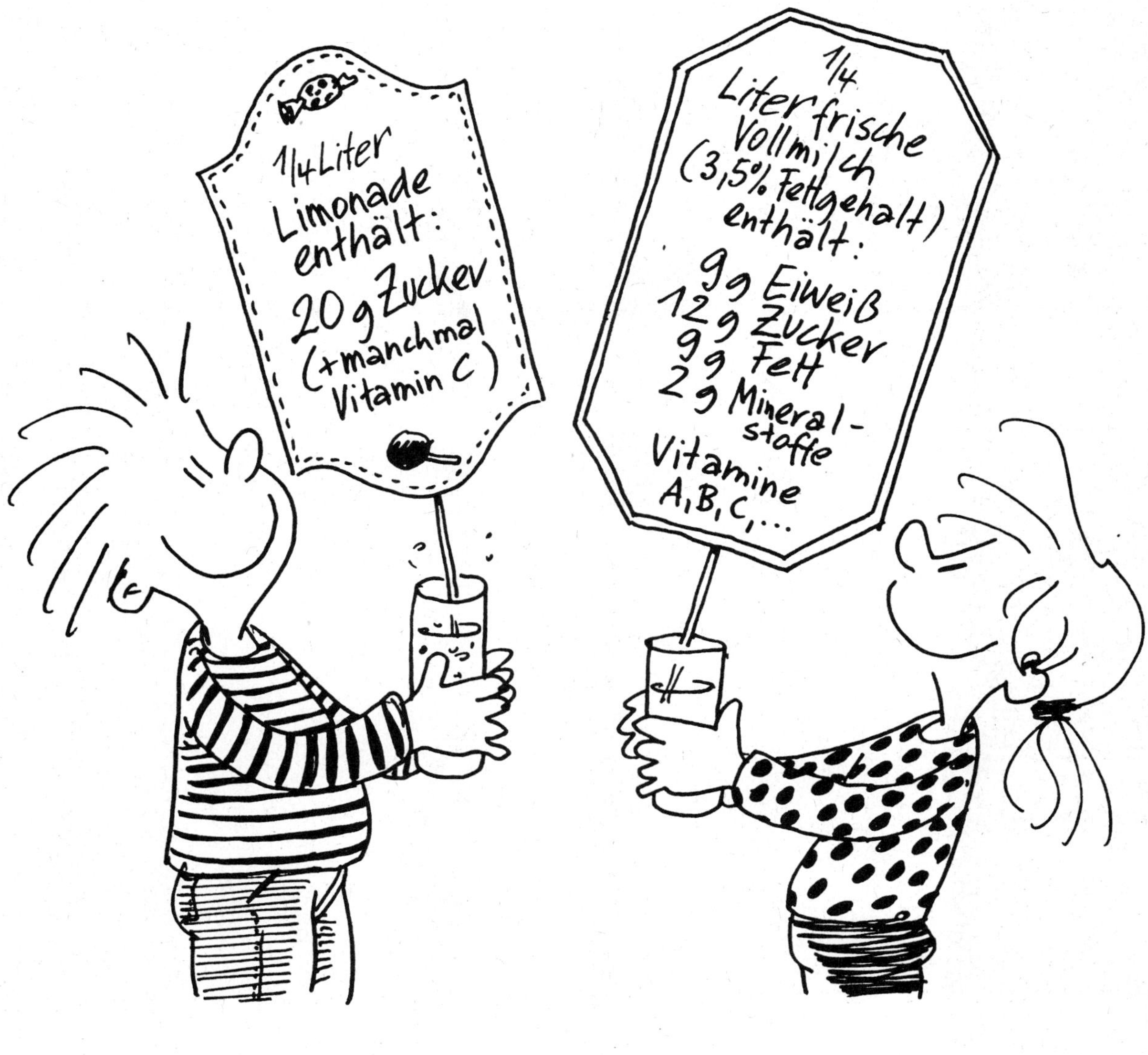
1/4 Liter
Limonade
enthält:
20 g Zucker
(+manchmal
Vitamin C)
1/4
Liter frische
Vollmilch
(3,5% Fettgehalt)
enthält:
9 g Eiweiß
12 g Zucker
9 g Fett
2 g Mineral-
stoffe
Vitamine
A, B, C, ...

Unser Kartoffelfest

3./4. Klasse

Basismaterial

1. Thematische Schwerpunkte

1.1 Biologische und historische Informationen über die Kartoffel

1.2 Wieviel Kartoffeln essen wir?

1.3 Sammeln und Auswählen von Kartoffelrezepten

1.4 Planung eines Kartoffelfestes

1.5 Durchführung des Kartoffelfestes

2. Ziele

2.1 Die Kinder befassen sich mit biologischen und historischen Aspekten der Kartoffel als Nahrungsmittel.

2.2 Die Kinder ermitteln eine Woche lang ihren Kartoffelverzehr.

2.3 Die Kinder erkennen die vielseitigen Verwendungsmöglichkeiten der Kartoffel in unserer Küche und wählen für das Kartoffelfest unterschiedliche Kartoffelgerichte aus.

2.4 Die Kinder bereiten das Kartoffelfest vor.

2.5 Sie bereiten die ausgewählten Kartoffelgerichte zu und servieren sie ihren Gästen.

3. Sachinformationen

Die Kartoffel gehört zu den Nachtschattengewächsen und ist neben dem Brotgetreide eine wichtige Grundlage für die Ernährung der Menschen in Mitteleuropa.

Die Heimat der Kartoffel ist Südamerika. Sie wurde im 15. Jahrhundert nach Europa gebracht und zunächst wegen ihrer Blüten angepflanzt. Bis die unterirdischen, verdickten Sproßteile, die als Speicher für die Reservestoffe (Stärke) der Pflanze dienen, als Nahrungsmittel eingesetzt wurden, vergingen rund 200 Jahre. Aber erst seit Mitte des 19. Jahrhunderts ist die Kartoffel ein Grundnahrungsmittel. Sie ist eine anspruchslose Kulturpflanze, die auch auf kargem Sandboden gedeiht.

Die Verbreitung der Kartoffel brachte einschneidende Veränderungen der Eßgewohnheiten in Deutschland mit sich. Abgesehen vom Brotverzehr wurde die übrige Getreidekost fast vollständig verdrängt. Für die im Industriezeitalter schnell wachsende Bevölkerung wurde die Kartoffel bei sonst zu verzeichnender Nahrungsmittelknappheit zu einer preiswerten Nahrungsquelle.

So rasant sich der Aufstieg der Kartoffel im letzten Jahrhundert vollzog, so dramatisch ist der Rückgang des Verzehrs in der 2. Hälfte dieses Jahrhunderts. Noch 1890 wurde der Sättigung halber ca. 1 kg Kartoffeln pro Kopf und Tag verzehrt. Heute liegt der durchschnittliche Pro-Kopf-Verbrauch bei 31,3 kg Kartoffeln im Jahr. Allerdings ist hier der Verzehr der sogenannten „veredelten" Kartoffelerzeugnisse, wie z.B. Pommes frites, Knödelpulver, Kartoffelchips, nicht einbezogen.

Die Kartoffel zeichnet sich durch ihren beachtlichen Stärkegehalt (20%) aus, der den hohen Sättigungswert bedingt. Dennoch ist sie, da sie praktisch fettfrei ist, recht energiearm. Der Eiweißgehalt liegt bei ca. 2% und ist von hoher biologischer Wertigkeit. Der Mineralstoffgehalt ist durch die Elemente Kalium, Magnesium, Mangan und Phosphor gekennzeichnet, erreicht aber nur einen Anteil von 1%. Kartoffeln sind reich an Vitamin C, so daß sie ca. 16% des täglichen Bedarfs decken können. Trotz des Vitaminverlustes durch die Lagerung stellen sie vor allem im Winter eine bedeutende Vitamin-C-Quelle dar – schonendes Garen vorausgesetzt.

Der Nitratgehalt von Kartoffeln ist gering. Durch die Zubereitung läßt er sich noch weiter senken. Allerdings reduziert sich der Gehalt bei Pellkartoffeln durch den Garprozeß nur um ca. 10%. Das wird aber im Gegenzug durch den höheren Gehalt an Vitaminen und Mineralstoffen der Pellkartoffeln relativiert.

Das in der Kartoffel vorkommende giftige Solanin kann in hohen Konzentrationen zu Kopfschmerzen und Übelkeit führen. Es entsteht durch Lichteinwirkung während des Wachstums in den Randschichten der Kartoffel (die sog. grünen Stellen). Vom Verzehr grüner Knollen sollte deshalb Abstand genommen, grüne Stellen sollten großzügig weggeschnitten werden. Kartoffeln sind dunkel zu lagern, damit sie nicht ankeimen.

Beim Garvorgang kann ein Großteil der Mineralstoffe und Vitamine verlorengehen. Um die Verluste möglichst gering zu halten, sollen die Kartoffeln in wenig Wasser gegart werden. Hier reicht 1 Tasse Wasser pro Kilogramm Kartoffeln bei fest geschlossenem Deckel aus. Zudem sollen Kartoffeln erst in kochendem Wasser aufgesetzt werden; so laugen sie nicht übermäßig aus.

Das Warensortiment umfaßt ca. 165 verschiedene Kartoffelsorten, die sich je nach Erntezeitpunkt und Lagerfähigkeit in „frühe“, „mittelfrühe“, „mittelspäte“ und „späte“ Sorten unterscheiden lassen. Des weiteren ist der Kochtyp ein entscheidendes Merkmal der einzelnen Sorten. Hier wird zwischen „festkochenden“, „vorwiegend festkochenden“ und „mehligkochenden“ Sorten unterschieden. Die Kocheigenschaften sind abhängig vom Stärkegehalt: je höher der Stärkeanteil, um so eher sind die Kartoffeln als mehlig zu bezeichnen. Weitere Kriterien sind die Form und die Fleischfarbe der Kartoffeln, die den Präferenzen der Verbraucher unterliegen.

Obwohl die Kartoffel einen festen Platz in der Lebensmittelauswahl einnimmt, steigt mit dem Lebensstandard auch die Nachfrage nach sogenannten Veredelungsprodukten. Zum einen sind hier die Trockenerzeugnisse zu nennen: hergestellt aus rohen bzw. gekochten Kartoffeln dient das gewonnene Pulver der schnellen Zubereitung z.B. von Kartoffelpüree, Klößen und Suppen.

Tiefgefrorene Kartoffelerzeugnisse werden meist als Halbfertigwaren angeboten. So sind beispielsweise Pommes frites vorfritierte, tiefgefrorene Produkte, die ähnlich wie Kroketten, ohne Auftauen durch erneutes Fritieren verzehrfertig gemacht werden. Vorfritierte Erzeugnisse enthalten ca. 8% Fett. Durch den wiederholten Fritiervorgang werden zusätzlich ca. 5–6% Fett aufgenommen, so daß ein Gesamtfettgehalt von ca. 14 g pro 100 g Pommes frites erreicht wird. Günstiger ist die Zubereitung dieser Produkte im Backofen, in einer Pfanne oder unter dem Grill zu beurteilen. Eine zusätzliche Fettzugabe ist hier nicht notwendig.

Verzehrfertige Kartoffelerzeugnisse, wie Chips oder ähnliches Knabbergebäck, werden aus Scheiben, die in Pflanzenölen gebacken und anschließend gewürzt werden, hergestellt. Im Durchschnitt enthalten solche Erzeugnisse 30–40% Fett!

4. Unterrichtsgestaltung

4.1 Schwerpunkt: Biologische und historische Informationen über die Kartoffel

Benötigt werden:

- je Gruppe: 1 keimende Kartoffel
- Nachschlagewerke, z.B. Kinderlexika, Lexika, Biologiebücher
- ca. 30 Saatkartoffeln (Wenn keine Saatkartoffeln zur Verfügung stehen, können auch „normale“ Kartoffeln für die Aussaat verwendet werden.)
- Gartenarbeitsgeräte (Schaufel, Spaten, Grabegabel), evtl. Kompost
- bei Alternative B: 10-l-Eimer und Blumenerde
- Material für das Anlegen der Kartoffelbücher (z.B. DIN-A4-Karton für den Einband, Kartoffelstempel, Kordeln zum Zusammenhalten)

Vorschläge für unterrichtliches Handeln

Alle Lernergebnisse, Beobachtungen, Rezepte werden in einem selbstangelegten Kartoffelbuch festgehalten. Das Kartoffelbuch wird mit ausgeschnittenen Fotos und eigenen Zeichnungen bebildert und mit Texten ergänzt. Der Einband wird selbst entworfen, passend wäre hier Kartoffeldruck. Verbindungen mit anderen Lernbereichen (z.B. Deutsch, Kunst) sind wünschenswert.

Für die Realisierung dieses Schwerpunktes sollten – wenn möglich – drei Unterrichtsstunden an einem Vormittag angesetzt werden. Ist dies organisatorisch nicht möglich, sollten am ersten Tag ein Unterrichtsgespräch über die Kartoffel und das Auslegen der Saatkartoffeln stattfinden. Das Aufspüren von weiteren Informationen in Nachschlagewerken und das Anlegen des Kartoffelbuches erfolgt am nächsten Tag.

Die Lehrerin/der Lehrer bringt keimende Kartoffeln in die Klasse mit. Jede Tischgruppe erhält eine. Im anschließenden Unterrichtsgespräch können folgende Aspekte angesprochen werden:

- Aussehen der keimenden Kartoffeln
- Ungenießbarkeit der Keime
- Lagerung von Kartoffeln
- Einfluß von Frost auf Geschmack und Genießbarkeit
- Herkunft der Kartoffel
- Kartoffelsorten
- Kartoffelanbau
- Zubereitungsmöglichkeiten der Kartoffel

Das Wissen der Kinder wird anschließend durch Nachschlagen in Lexika usw. ergänzt. Die Kinder arbeiten dabei in Gruppen und fertigen Notizen an. In einem anschließenden Unterrichtsgespräch tragen sie ihre Informationen zusammen:

- Die Kartoffel kommt aus Südamerika.
- Sie wurde nach Europa durch spanische Seefahrer vor ca. 400 Jahren gebracht.
- Erst seit ca. 200 Jahren ist sie für uns ein wichtiges Grundnahrungsmittel.
- Ihre eßbaren Teile sind die unterirdischen Knollen, die überirdischen Teile sind giftig.
  usw.

Es wird ein Informationstext über die Kartoffel verfaßt (in Einzel- oder Gruppenarbeit oder auch in gemeinsamer Arbeit als Tafeltext). Der Plan, Kartoffelbücher anzulegen, wird mit den Kindern entwickelt. Entsprechend vorbereitetes Material wird zur Verfügung gestellt. Die Kinder beginnen ihr Kartoffelbuch, indem sie die Informationstexte, die sie soeben verfaßt haben, eintragen. Die Gestaltung des Einbandes geschieht zweckmäßigerweise im Kunstunterricht, weitere textliche Ergänzungen können im Deutschunterricht vorgenommen werden.

Je nach Jahreszeit werden Kartoffeln zur Keimung ausgelegt, entweder im Freien oder im Klassenraum.

Alternative A:

Im Frühjahr im Freiland (z.B. im Schulgarten): Großes Loch ausheben, Kompost zugeben, Saatkartoffeln vergraben und anhäufeln.

Alternative B:

Zu anderen Jahreszeiten: Kartoffeln können auch im Klassenraum zum Wachstum gebracht werden. Dazu wird ein großer Eimer mit Erde gefüllt. Zwei Kartoffeln werden ca. 20 cm tief in die Erde gelegt.

Bei entsprechender Pflege kann in beiden Fällen nach etwa vier Monaten geerntet werden.

4.2 Schwerpunkt: Wieviel Kartoffeln essen wir?

Benötigt werden:

- je Kind: 1 Materialbogen M 24
- Kartoffelbücher der Kinder

Vorschläge für unterrichtliches Handeln

In einem Unterrichtsgespräch werden folgende Aspekte diskutiert:
- Welche Rolle spielen Kartoffeln in unserer Ernährung?
- Wie werden sie zubereitet?
- Wie häufig essen wir Kartoffeln und Kartoffelprodukte?
- Wie schmecken sie uns?

Um gesicherte Antworten auf diese Fragen zu erhalten, werden die Kinder angeleitet, eine Woche lang ein Protokoll über ihren Kartoffelverzehr zu führen. Hierzu dient der Materialbogen M 24.

Nach einer Woche werden die Ergebnisse dieser Erhebung zusammengetragen und verglichen. Die Ergebnisse werden in die Kartoffelbücher eingetragen.

4.3 Schwerpunkt: Sammeln und Auswählen von Kartoffelrezepten

Benötigt werden:

- Kochbücher , Rezeptvorschläge
- Kartoffelbücher der Kinder

Vorschläge für unterrichtliches Handeln

Voraussetzungen:
Als Vorbereitung für diesen Schwerpunkt haben die Kinder den Auftrag erhalten, Kochbücher, Rezeptvorschläge aus Zeitschriften, mündlich überlieferte Rezepte usw. zu sammeln und mitzubringen.

Im Gespräch wird festgelegt, welche Rezepte für ein Kartoffelfest ausgewählt werden. Folgende Gerichte bieten sich an:

- Pellkartoffeln mit Quark
- Kartoffelsuppe
- Kartoffelauflauf
- Kartoffelsalat

Nachdem die Auswahl getroffen wurde, bearbeiten die Kinder in Gruppen die einzelnen Rezepte. Sie legen dabei fest:

- Zutaten
- Handlungsschritte, die bei der Zubereitung zu beachten sind
- Name des Gerichts

Alle erarbeiteten Rezepte werden in einer anschließenden Diskussion vorgestellt, ggf. überarbeitet, vervielfältigt und in die Kartoffelbücher aufgenommen.

Beispiel eines Rezeptvorschlages aus den Erprobungen:

Kartoffelsuppe

Zutaten: *10 Kartoffeln*
Fleischextrakt oder Brühwürfel
1 Bund Suppengrün
1 l Fleischbrühe
40 g magerer Speck
1 Paar Würstchen
1 Bund Schnittlauch

Die Kartoffeln und das Suppengrün werden kleingeschnitten und mit Fleischextrakt oder Brühwürfel in 1 Liter Wasser ca. 30 Minuten lang gekocht. In der Zwischenzeit schneiden wir den mageren Speck in Würfel und braten ihn in einer Pfanne an. Wir schneiden die Würstchen in kleine Stücke und den Schnittlauch in kleine Röllchen. Wenn die Kartoffeln und das Suppengrün gar sind, zerstampfen wir beides und geben Speck und Würstchen in die Suppe. Alles wird noch einmal erwärmt. Zum Schluß wird der Schnittlauch darübergestreut.

4.4 Schwerpunkt: Planung eines Kartoffelfestes

Benötigt werden:

- Kartoffelbücher der Schüler mit den ausgewählten Rezepten aus Schwerpunkt 4.3
- Materialien für Einladungen (z.B. Kartoffelstempel, Bilder)

Vorschläge für unterrichtliches Handeln

Es wird ein Tafelbild erstellt, das eine Übersicht der geplanten Gerichte enthält. Nach gemeinsamer Überlegung wird entschieden, wie viele Personen eingeladen werden sollen, z.B. Schülerinnen und Schüler der Parallelklasse, Eltern, Mitglieder des Kollegiums.

Als nächstes ist zu planen, wo gekocht werden kann.

Anhand der Rezepte muß ein Zeitplan erstellt werden. Der Zeitplan muß sich einerseits auf die Zubereitungsdauer der einzelnen Gerichte beziehen, darüber hinaus muß er aber auch berücksichtigen, wie viele Arbeitsplätze und Energiequellen zur Verfügung stehen. Eventuell muß nacheinander gekocht und an Warmhaltemöglichkeiten gedacht werden.

Die Kinder überlegen sich in ihren Gruppen und notieren, welche Hilfsmittel, Zutaten und Küchengeräte sie zum Kochen mitbringen müssen.

Nachdem der Einladungstag festgelegt wurde, werden die Einladungen geschrieben und gestaltet.

Überlegungen für die Gestaltung der „Kartoffeltafel" werden angestellt (Geschirr, Tischschmuck usw.) und schriftlich fixiert. Die Planung beinhaltet auch, welche Aufgabe(n) jedes Kind zu übernehmen hat.

4.5 Durchführung des Kartoffelfestes

Benötigt werden:

Zutaten, Hilfsmittel und Küchengeräte, wie sie im Unterricht zu Schwerpunkt 4.4 zusammengestellt wurden.

Vorschläge für unterrichtliches Handeln

Die Kinder arbeiten in Gruppen. Günstig wäre es, wenn pro Gruppe ein Erwachsener (Eltern, Kollege, Kollegin) ggf. für Hilfen zur Verfügung stünde. Das selbständige Arbeiten der Kinder sollte dadurch jedoch nicht eingeschränkt werden.

Die Gruppen, die mit dem Zubereiten früher fertig sind, decken bereits die Tafel gemäß den unter 4.4 angestellten Überlegungen.

Nachdem die Gäste da sind, präsentieren die Kinder ihre Gerichte. Die Gerichte werden gemeinsam verzehrt.

Erfahrungen aus den unterrichtlichen Erprobungen

Die Erprobungen haben gezeigt, daß sich dieses Thema gut für eine projektartige Behandlung eignet. So kam es bei den unterrichtlichen Erprobungen – je nach Vorwissen der Kinder und nach den zeitlichen Möglichkeiten – zu zahlreichen Varianten. Das verwunderte nicht, handelt es sich doch beim Thema „Kartoffel" um einen klassischen Unterrichtsstoff, über den es neben den hier dargestellten Vorschlägen zahlreiche weitere didaktische Anregungen gibt.

Einige Erweiterungen aus den Erprobungen waren:

- Kartenarbeit: Weg der Kartoffel von Südamerika nach Europa und Ausbreitung der Kartoffel in Europa und Deutschland
- Marktbesuch unter den Aspekten: Welche Kartoffelsorten sind im Angebot? Welche Eigenschaften haben die verschiedenen Kartoffelsorten?
- Methoden der Kartoffelernte in der Landwirtschaft
- Experiment zur Frage nach der Funktion der Kartoffelschale (Schutz vor Austrocknen)

Je nach Grad der Ausweitung nahmen die unterrichtlichen Realisierungen zwischen sieben und 20 Unterrichtsstunden in Anspruch.

Zu Schwerpunkt 4.1: Biologische und historische Informationen über die Kartoffel

Die Zusammenfassung dieser Unterrichtsvorschläge unter einem Schwerpunkt sollte nicht darüber hinwegtäuschen, daß es sich hier um vier verschiedene Teilaspekte handelt:

- das Unterrichtsgespräch über die Kartoffel
- das Zusammentragen von Sachinformationen
- das Anlegen und Gestalten der Kartoffelbücher
- das Auslegen der Saatkartoffeln

Diese vier Teilaspekte sind bei der Zeitplanung des Unterrichts angemessen zu berücksichtigen. Andere unterrichtliche Anordnungen sind durchaus denkbar, z.B. könnte das Kartoffelbuch auch erst nach dem Auslegen der Saatkartoffeln angelegt werden.

Zu Schwerpunkt 4.2: Wieviel Kartoffeln essen wir?

Auch bei diesem Schwerpunkt sind andere Wege ausprobiert worden, z.B. wurde für die Erhebung nicht der angebotene Materialbogen M 24 verwendet, sondern ein anderer Bogen entwickelt, der den Kartoffelverzehr nur pauschal erfaßte, ihn aber mit dem Verzehr von Nudeln und Reis verglich.

Beispiel aus den Erprobungen:

Wie oft ißt du Kartoffeln?			
	Kartoffeln	*Nudeln*	*Reis*
Freitag	xx		
Sonnabend	x	x	
Sonntag	xxx		
Montag	x		x
Dienstag	x		
Mittwoch	xx		
Donnerstag	x		
Ich habe in der Woche 11mal Kartoffeln gegessen.			

Die Ergebnisse, die mit dem Materialbogen M 24 erhoben wurden, schwankten sehr stark. Auffällig war jedoch, daß der Anteil von Salzkartoffeln überwog, und zwar zur Mittagsmahlzeit, also sich die meisten Eintragungen in der zweiten Spalte befanden. In den meisten Fällen blieb die erste Spalte leer, der Verzehr von Kartoffelchips am Vormittag war erfreulicherweise ganz gering.

Hinweise für die Auswertung enthält das Basismaterial nicht. Hier muß sich die Lehrerin/der Lehrer selber an den aktuellen Ergebnissen orientieren. Die Bearbeitung von Materialbogen M 24 über die Dauer von einer Woche soll aber in jedem Fall dem Ziel dienen, die Kinder für eine abwechslungsreiche, richtige Kartoffelzubereitung zu sensibilisieren – weg von vorgefertigten Produkten, die meist viel Fett enthalten.

Zu Schwerpunkt 4.3: Sammeln und Auswählen von Kartoffelrezepten

Ein wichtiger Planungsfaktor für diesen Schwerpunkt ist die jeweilige Ausstattung der Schule. In einer Schule, die über keinen Herd verfügt, können selbstverständlich nur Gerichte ausgewählt werden, deren Zubereitung einfacher ist, z.B. eine einfache Kartoffelsuppe oder Pellkartoffeln. Diese Mahlzeiten lassen sich auch auf Kochplatten zubereiten, die von zu Hause mitgebracht werden. Auch die Anzahl der ausgewählten Gerichte wird sehr stark differieren – je nach räumlicher Ausstattung, Klassenstärke und Vorerfahrungen der Schüler.

Die Sammlung der gern von Schülern ausgewählten Rezepte läßt eine Vorliebe für Aufläufe erkennen; häufig wurden sie mit phantasievollen Namen versehen.

Hier einige Namen der in den Erprobungen zusammengetragenen Gerichte:

Kartoffel-Lauch-Auflauf
„Piratenfraß“ (Kartoffelauflauf)
Kartoffelauflauf „Teufelssee“
„Unsere süße französische Art“ (Kartoffelauflauf)
Warmer Kartoffelsalat
Sauermilchkartoffeln mit Räucherfisch
Kartoffelpuffer
„Einsteins Kartoffel-Klugheitsessen“
Goldener Kartoffelring
Aromavoller Kartoffelpudding

Die Gerichte wurden auch sehr unterschiedlich aufgeschrieben, hier drei Beispiele:

Zutaten:

1 kg neue Kartoffeln,
0,3 bis 0,5 l Milch,
50 g Butter,
Salz

Sonst benötigst du folgende Geräte:

ein Topf,
einen flachen Topf
einen Holzlöffel,
eine Kartoffelpresse

Schäle die Kartoffeln und koche sie in Salzwasser gar. Drücke sie durch die Kartoffelpresse direkt in den flachen Topf, in dem du zuvor schon die Butter zerlassen hast. Gieße nun nach + nach die heiße Milch hinein, salze und verschlage alles gut.
Schon kannst du das Püree servieren.

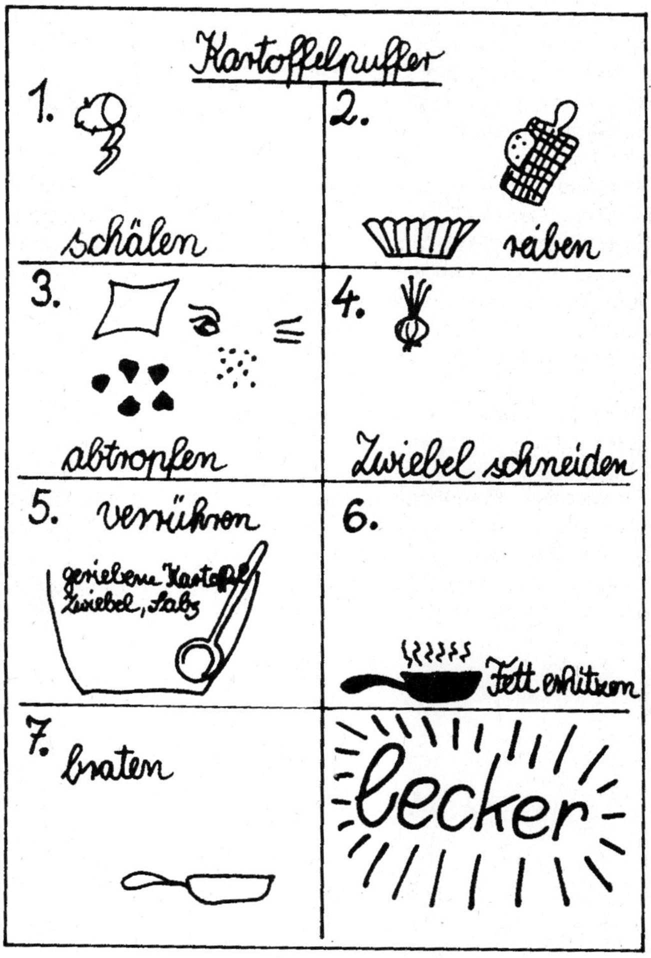

Piratenfraß
(Rezept)

M.M.... LECKER...

Zutaten:

750g neue Kartoffeln, Salz.
375g Fleischwurst, 500g Tomaten,
2 Bund Petersilie, 1 Teel. Margarine,
Pfeffer, Edelsüß-Paprika, Thymian,
5 Eier, 1/4 l Milch, 150 g Goudakäse,

Super // Zubereitung: das schmeckt

Kartoffeln waschen, in Salzwasser garen. Pellen und in Scheiben schneiden. Von der Fleischwurst die Pelle abziehen, die Wurst in Scheiben schneiden. Die Tomaten waschen und ebenfalls in Scheiben schneiden. Petersilie waschen, abtrocknen und fein hacken. Alle Zutaten abwechselnd in eine gefettete feuerfeste Form schichten.
Jede Schicht mit Salz, Pfeffer, Edelsüß-Paprika und Thymian würzen. Die Eier mit Milch, geriebenem Käse, Salz und Pfeffer verquirlen. Über den Auflauf gießen. Alles 1 Stunde im vorgeheizten Ofen bei Mittelhitze backen lassen.
Dazu schmeckt Kopfsalat mit Gurken.

Zu den Schwerpunkten 4.4 und 4.5:
Planung und Durchführung eines Kartoffelfestes

Obwohl bei einer Unternehmung wie dieser höchst unterschiedliche Aktivitäten der Kinder koordiniert ablaufen müssen, zeigen die Erfahrungen aus den Erprobungen, daß dabei keine Probleme auftreten. Die Motivation der Schülerinnen und Schüler, selber Speisen herzustellen, ist sehr hoch; aus den Erprobungen wurde stets berichtet, daß die Kinder dabei selbständig und konfliktfrei gearbeitet haben.

Kartoffeln, Kartoffeln

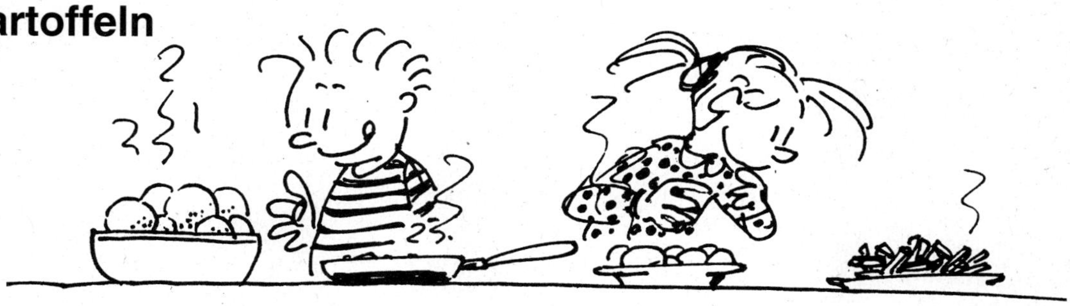

Trage bitte täglich in diesen Bogen ein, wie oft du Kartoffeln und Nahrungsmittel aus Kartoffeln ißt und wie sie zubereitet waren (z.B. Salzkartoffeln, Kartoffelklöße, Kartoffelchips ...)!

Wochentag	vor 12.00 Uhr	zwischen 12.00 und 14.00 Uhr	zwischen 14.00 und 18.00 Uhr	nach 18.00 Uhr
Montag				
Dienstag				
Mittwoch				
Donnerstag				
Freitag				
Sonnabend				
Sonntag				

Ernährung und Bewegung

3./4. Klasse

Basismaterial

1. Thematische Schwerpunkte

1.1 Ein Tag aus dem Leben von Paul und Julia

1.2 Typisch Paul – typisch Julia

1.3 Was sollte Paul anders machen?

1.4 Lebst du eigentlich gesund?

2. Ziele

2.1 Die Kinder sollen für den Zusammenhang zwischen Ernährung und Bewegung einerseits und Figur, Leistungsfähigkeit sowie sozialer Integration andererseits sensibilisiert werden.

2.2 Die Kinder sollen Kenntnisse über die Zusammensetzung einer vollwertigen Ernährung erwerben. Sie sollen den Wert körperlicher Aktivitäten erkennen und ihre Empfindungen dazu mitteilen.

2.3 Die Kinder sollen ein Programm entwickeln, das Vorschläge für richtige Ernährung und für die erforderliche tägliche Bewegung enthält.

2.4 Die Kinder sollen selbstkritisch ihre eigenen Ernährungs- und Bewegungsgewohnheiten überprüfen und ggf. einen Plan entwickeln, ihr Verhalten zu verändern.

3. Sachinformationen

Nicht nur für Bewegung verbraucht der Mensch Energie. Allein zum Erhalt des Körpers mit seinen Funktionen (Grundumsatz) wird ein erheblicher Teil der aufgenommenen Energie benötigt. Mit Hilfe der energieliefernden Nährstoffe Fett, Kohlenhydrate und Eiweiß nimmt der Körper die notwendige Menge auf, um sie in den Zellen zu verbrauchen. Bei der „Verbrennung" entstehen Wärme und energiereiche chemische Verbindungen, die die Muskelbewegungen ermöglichen. Es handelt sich also um eine Transformation der Nahrungsenergie in andere vom Körper benötigte Energieformen. Es entstehen bei dieser Umwandlung ca. 60% Wärmeenergie. 40% der aufgenommenen Energie werden in energiereichen Verbindungen, die zur Aufrechterhaltung der Körpervorgänge dienen, gebunden.

Die international gebräuchliche Energieeinheit ist das Joule oder auch Kilojoule, das bereits 1978 die allgemein übliche Bezeichnung Kilokalorien abgelöst hat. Nach wie vor wird allerdings die Berechnung der Energie auch in Kilokalorien angewandt; so entsprechen 4,18 kJ = 1 kcal.

Wie schon erwähnt, wird ein erheblicher Teil der Kalorien für den Grundumsatz, für den Erhalt der elementaren Lebensfunktionen des Organismus bereitgestellt. Bei völliger Ruhe, entspannter Muskulatur, nach Beendigung der Verdauungs- und Resorptionsabläufe ca. 12–24 Stunden nach der letzten Nahrungsaufnahme und bei einer Umgebungstemperatur von 20°C wird die Höhe des Grundumsatzes gemessen. Dieser ist nicht bei allen Menschen gleich, sondern abhängig vom Körpergewicht, der Körpergröße, dem Geschlecht, dem Alter des Menschen sowie von der jeweiligen Körperzusammensetzung und eventuell vorliegenden Erkrankungen. Neben exakten Bestimmungsmethoden (z.B. Kalorimetrie) kann der Grundumsatz mit Hilfe folgender Formel grob geschätzt werden:

Grundumsatz pro Tag : 100 kJ (24 kcal) je kg Körpergewicht

Der Leistungsumsatz definiert sich durch die notwendige Energiemenge, die zusätzlich zum Grundumsatz für weitere Leistungen, wie z.B. Verdauungstätigkeit, Wärmeregulation, Arbeitsleistung, aber auch konzentrierte geistige Arbeit aufgewendet werden muß.

Den Energieumsatz bei verschiedenen Tätigkeiten zeigt nachfolgende Übersicht:

Energieumsatz bei verschiedenen Tätigkeiten

Art der Tätigkeit	Mann ca. 65 kg Gewicht	Frau ca.55 kg Gewicht
Bettruhe	4,52 kJ (1,1 kcal)/min	3,77kJ (0,9kcal)/min
Sitzen	5,82 kJ (1,4 kcal)/min	4,82 kJ (1,1 kcal)/min
Stehen	7,32 kJ (1,8 kcal)/min	5,73 kJ (1,4 kcal)/min
Gehen (4,9 km/h)	15,5 kJ (3,7 kcal)/min	12,6 kJ (3,0 kcal)/min
Gehen (4,9 km/h mit 10 kg Gepäck)	16,7 kJ (4,0 kcal)/min	14,2 kJ (3,4 kcal)/min
Leichte Büroarbeit	7,5 kJ (1,8 kcal)/min	6,7 kJ (1,6 kcal)/min
Hausarbeit (Kochen, Putzen)	8,8–18,0 kJ/min (2,1–4,3 kcal/min)	7,1–14,6 kJ/min (1,7–3,5 kcal/min)
Leichte Industriearbeit (Druckerei, Bäckerei, Elektroindustrie,Chemie)	9,6–17,2 kJ/min (2,3–5,5 kcal/min)	9,7–13,4 kJ/min (2,3–3,2 kcal/min)
Bauarbeit	13,4–25,1 kJ/min (3,3–6,0 kcal/min)	
Landwirtschaft (Traktorfahren, Füttern, Dreschen)	10,0–38,1 kJ/min (2,4–9,1 kcal/min)	10,0–28,4 kJ/min (2,4–6,8 kcal/min)
Bergbau	23,4–28,9 kJ/min (5,6–6,9 kcal/min)	
Golf, Segeln, Kegeln, Billard	10,5–21,0 kJ/min (2,5–5,0 kcal/min)	8,3–16,7 kJ/min (2,0–4,0 kcal/min)
Tanzen, Reiten, Schwimmen, Tennis	21,0–31,5 kJ/min (5,0–7,5 kcal/min)	16,7–25,2 kJ/min (4,0–6,0 kcal/min)
Leichtathletik, Rudern, Fußball	31,5 kJ/min (7,5 kcal/min)	25,0 kJ (6,0 kcal)/min

QUELLE: nach DE GROOT-BÖHLHOFF, H. U.A., Ernährungswissenschaft, Verlag Europa Lehrmittel, Haan-Gruiten 1990.

Um nicht jede einzelne Tätigkeit auf den gesamten Arbeitsumsatz hin berechnen zu müssen, werden die verschiedenen Berufe in Kategorien eingeteilt:

Körperliche Arbeitsbelastung bei unterschiedlichen Berufen

leichte Arbeit	mittelschwere Arbeit	schwere Arbeit	schwerste Arbeit
PKW-Fahrer/in Friseur/in Laborant/in Schneider/in Lehrer/in Hausfrau/Hausmann Schüler/in	Postbote/-botin Schlosser/in Maler/in hauswirtschaftliche Tätigkeiten mit größerem Aufwand	Tänzer/in Maurer/in Leistungssportler/in	Hochleistungssportler/in Stahlarbeiter
Energiebedarf pro Kilogramm und Stunde			
2–4 kJ (0,5–1 kcal)	4–8kJ (1–2 kcal)	8–12 kJ (2–3 kcal)	12 kJ (3 kcal) und mehr

QUELLE: nach SCHLIEPER, C.A.: Grundfragen der Ernährung, Verlag Dr. Felix Büchner, Hamburg 1990.

Für die berufsfreie Zeit werden ca. 800–1300 kJ = 190–310 kcal für die Bewegung benötigt. Aus der Summe des Grund- und Leistungsumsatz ergibt sich der Gesamtumsatz. So geht man von einer 8stündigen Arbeitszeit aus, nimmt einen Energieumsatz von 800–1300 kJ während der Freizeit an und addiert ca. 12% des Energieaufwandes für die Verdauungstätigkeit hinzu.

Für Kinder muß bei der Berechnung des Energiebedarfs ein höherer Grundumsatz berücksichtigt werden. Durch das Wachstum bedingt kann ein ähnlich hoher Energiebedarf wie der von Erwachsenen entstehen.

Richtwerte für die Energiezufuhr

Alter	kJ/Tag		kcal/Tag	
	m	w	m	w
Säuglinge				
0–4 Monate	2300		550	
4–12 Monate	3300		800	
Kinder				
1–4 Jahre	5400		1300	
4–7 Jahre	7500		1800	
7–1o Jahre	8400		2000	
10–13 Jahre	9400	9000	2250	2150
13–15 Jahre	10500	9600	2500	2300
Jugendliche und Erwachsene				
15–19 Jahre	12500	10000	3000	2400
19–25 Jahre	11000	9000	2600	2200
25–51 Jahre	12500	8500	2400	2000
51–65 Jahre	9000	7500	2200	1800
65 Jahre und älter	8000	7000	1900	1700
Schwangere ab 4. Monat		+1200		+300
Stillende		+2700		+650

QUELLE: nach DGE; Empfehlungen für die Nährstoffzufuhr, 5. Überarbeitung, Umschau-Verlag, Frankfurt/Main 1991.

Die Tabelle zeigt deutlich, daß ein Mehrbedarf an Energiezufuhr bei den 15–19jährigen bedingt durch Längenwachstum, Gewichtszunahme und Eintritt in die Geschlechtsreife notwendig ist.

Vielfach haben Kinder und Jugendliche wechselnden Appetit. Psychogene Faktoren wie sich ändernde Gefühlsstimmungen, Erfolgs- und Bestätigungsfreude, Ärger- oder Versagensgefühle sind häufige Begründungen für Schwankungen bei der Nahrungsaufnahme. Kinder und Jugendliche, die mit einer ausgewogenen Mischkost ernährt werden, sind durchaus in der Lage, diese Schwankungen in der Energiezufuhr zu verkraften. Die Differenz kann bei 8360 kJ (= 2000 kcal) pro Tag betragen.

4. Unterrichtsgestaltung

4.1 Schwerpunkt: Ein Tag aus dem Leben von Paul und Julia

Benötigt werden:

- je Kind: 1 Materialbogen M 25
- je Kind: 1 Materialbogen M 26

Vorschläge für unterrichtliches Handeln

Es werden Arbeitsgruppen gebildet. Die Kinder erhalten den Materialbogen M 25, lesen die Geschichte still und tauschen ihre Eindrücke in der Gruppe aus. Sollte die Lesegeschwindigkeit der Kinder stark differieren, empfiehlt es sich, jeweils ein Kind aus jeder Gruppe zu beauftragen, den Text der Gruppe halblaut vorzulesen.

Im anschließenden Unterrichtsgespräch werden vor allem folgende Aspekte diskutiert:

- Wer möchte sein wie Paul? Warum?
- Wer möchte nicht sein wie Paul? Warum?
- Warum ist Paul erfolglos?

Die Fragen und die Antworten der Kinder werden an der Tafel notiert.

Die Lehrerin/der Lehrer liest die Geschichte „Ein ganz normaler Tag für Julia“ (Materialbogen M 26) vor. Zunächst äußern sich die Kinder spontan. Anschließend erhalten alle Kinder den Materialbogen M 26, um bei der folgenden Diskussion ggf. nachlesen zu können. Folgende Aspekte stehen dabei im Mittelpunkt:

- Wer möchte sein wie Julia? Warum?
- Wer möchte nicht sein wie Julia? Warum?
- Warum ist Julia erfolgreich?

Die Fragen und die Antworten der Kinder werden wiederum an die Tafel geschrieben.

Die abschließende vergleichende Auswertung der Tafelanschrift stellt den Zusammenhang zwischen Ernährung, Bewegung, Figur und sozialer Integration heraus.

4.2 Schwerpunkt: Typisch Paul – typisch Julia

Benötigt werden:

- je Gruppe: 1 Materialbogen M 25
- je Gruppe: 1 Materialbogen M 26
- je Gruppe: 1 Materialbogen M 27.1, M 27.2
- je Gruppe: 1 Materialbogen M 28.1, M 28.2
- je Gruppe: 1 Materialbogen M 30.1, M 30.2
- Folie Nährstoffgruppen (Folie wird aus Materialbogen M 29 hergestellt)
- Poster „Nährstoffgruppen"
- Tageslichtprojektor
- Stecknadeln
- Pinnwand

Vorschläge für unterrichtliches Handeln

Nahrungsmittel enthalten in unterschiedlicher Zusammensetzung und in unterschiedlicher Menge Nährstoffe. Anhand der projizierten Folie „Nährstoffgruppen" läßt sich veranschaulichen, welche Nährstoffe in welchen Nahrungsmitteln vollständig oder hauptsächlich enthalten sind. Als Verhaltensorientierung für richtiges Ernähren gibt die Lehrerin/der Lehrer sinngemäß folgende Informationen: Bei vollwertiger Ernährung nehmen wir Nährstoffe aus allen Nährstoffgruppen auf. Wir benötigen von den einzelnen Nährstoffen unterschiedliche Mengen. Als Erinnerungshilfe und zur Orientierung während der Gruppenarbeit wird das Poster „Nährstoffgruppen" eingesetzt.

Es werden Arbeitsgruppen gebildet. Die Hälfte der Arbeitsgruppen analysiert mit Hilfe des Materialbogens M 25 die Ernährungsgewohnheiten und Aktivitäten Pauls. Als Strukturierungs- und Orientierungshilfe für ihre Arbeit erhalten die Gruppen die Materialbogen M 27.1, M 27.2 und M 30.1, M 30.2. Die andere Hälfte der Arbeitsgruppen analysiert mit Hilfe des Materialbogens M 26 die Ernährungsgewohnheiten und Aktivitäten Julias. Als Strukturierungs- und Orientierungshilfe für ihre Arbeit erhalten diese Gruppen die Materialbogen M 28.1, M 28.2 und ebenfalls M 30.1, M 30.2.

Die Materialbogen M 27.1, M 27.2 und M 28.1, M 28.2 werden mit den eingetragenen Arbeitsergebnissen der einzelnen Gruppen an die Pinnwand geheftet und verglichen. Eventuell voneinander abweichende Zuordnungen einzelner Speisen/Getränke zu den Nährstoffgruppen werden besprochen und ggf. korrigiert. Bei richtiger Zuordnung entsteht folgendes Ergebnis:

Typisch Paul (I) M 27.1
Was ißt und trinkt Paul alles an einem Tag?

Wie heißt die Speise/das Getränk	Um welche Menge handelt es sich?	Welche Nährstoffe sind vorwiegend enthalten?
Zuckerschnecke	1	Kohlenhydrate
Zuckerschnecke	1	Kohlenhydrate
Limonade	1 Dose	Wasser, Kohlenhydrate
Bratwurst	1	Fette, Eiweiß
Pommes frites	1 Portion	Kohlenhydrate, Fette
Mayonnaise	1 Portion	Fette
Cola	1 Becher	Wasser, Kohlenhydrate
gesalzene Erdnüsse	1 Dose	Fette, Mineralstoffe
Kartoffelchips	1 Tüte	Kohlenhydrate, Fette
Limonade	2 Gläser	Wasser, Kohlenhydrate
Pizza	1	Fette, Kohlenhydrate
Schokoladenpudding	1	Eiweiß, Kohlenhydrate
Limonade	1 Glas	Wasser, Kohlenhydrate
Schokoriegel	2	Kohlenhydrate, Fette

Typisch Julia (I) M 28.1
Was ißt und trinkt Julia alles an einem Tag?

Wie heißt die Speise/das Getränk	Um welche Menge handelt es sich?	Welche Nährstoffe sind vorwiegend enthalten?
Orangensaft	1 Glas	Wasser, Vitamine
Vollkornbrötchen	1	Ballaststoffe, Kohlenhydrate
Butter	ca. 10g	Fette
Wurst	1 Scheibe	Eiweiß, Fette
Kräuterquark	2 Löffel	Eiweiß
Joghurt	1 kl. Becher	Eiweiß
Banane	eine halbe	Vitamine, Mineralstoffe
Vollkornbrot	1 Scheibe	Kohlenhydrate, Ballaststoffe
Butter	ca. 10g	Fette
Gurke	3 Scheiben	Vitamine, Mineralstoffe
gekochter Schinken	1 Scheibe	Eiweiß
Vollmilch	ein Viertelliter	Eiweiß, Mineralstoffe
Fisch	1 Scheibe	Eiweiß, Mineralstoffe
Kartoffeln	3	Kohlenhydrate
grüner Salat	1 Portion	Vitamine, Mineralstoffe
Quark	1 Schälchen	Eiweiß
Ananas	3 Stücken	Vitamine
Apfelsaft	1 Glas	Wasser, Vitamine
Mineralwasser	1 Glas	Wasser
Früchtetee	3 Becher	Wasser
Radieschen	5	Vitamine, Mineralstoffe
Vollkornbrot	1 Scheibe	Kohlenhydrate, Ballaststoffe
Butter	ca. 10g	Fette
Käse	2 Scheiben	Eiweiß

Im Zusammenhang mit der Diskussion über die unterschiedlichen Aktivitäten Pauls und Julias sollten eigene Empfindungen der Kinder bei Bewegungsaktivitäten zur Sprache kommen. Der Vergleich der Gruppenergebnisse sollte zu der begründeten Auffassung führen: Julia ernährt sich richtig und hat genug Bewegung; sie ist deshalb schlank und fit. Paul ernährt sich falsch und hat zu wenig Bewegung; er ist deshalb dick und schlapp.

4.3 Schwerpunkt: Was sollte Paul anders machen?

Benötigt werden:

- je Gruppe: 1 Materialbogen M 30.1, M 30.2
- je Gruppe: 1 Materialbogen M 28.1, M 28.2 (bearbeitet)
- je Gruppe: 1 Materialbogen M 27.1, M 27.2 (bearbeitet)
- je Gruppe: 2 Bogen Zeichenkarton DIN A3
- je Gruppe: Scheren, alte Zeitschriften, Klebstoff, Filzstifte, Wachskreide, Pinsel, Deckfarbe
- Pinnwand
- Stecknadeln

Vorschläge für unterrichtliches Handeln

Die Kinder werden über den Arbeitsauftrag informiert, für Paul ein Ernährungs- und Bewegungsprogramm zu erarbeiten. Im Unterrichtsgespräch werden einige Kriterien herausgestellt, die dabei zu berücksichtigen sind:

- fett-, salz- und zuckerarme Ernährung
- gesunde Mischkost (alle Nährstoffgruppen sind vertreten)
- täglicher Energiebedarf
- abwechslungsreiche Kost
- mindestens zwei Stunden intensive Bewegung pro Tag mit wechselnden Aktivitäten
- schmackhafte, einfach zuzubereitende und preiswerte Speisen/Getränke
- keine Berücksichtigung kostspieliger Sportarten

Es werden sieben Gruppen gebildet. Jede Gruppe entwickelt für einen bestimmten Wochentag unter Beachtung der erarbeiteten Kriterien ein Ernährungs- und Bewegungsprogramm für Paul. Die Kriterien werden als Tafelanschrift oder Merkblatt jeder Gruppe als Erinnerungshilfe zur Verfügung gestellt. Orientierungsfunktion erfüllen auch die bearbeiteten Materialbogen M 27.1, M 27.2, M 28.1, M 28.2 und die Materialbogen M 30.1, M 30.2. Letztere werden jeder Gruppe einmal ausgehändigt.

Außerdem erhält jede Gruppe zwei Bogen Zeichenkarton DIN A3, auf denen sie ihren Vorschlag für Pauls Ernährungs- und Bewegungsprogramm für „ihren" Wochentag darstellt. Es müssen weitere Hilfsmittel (Scheren, alte Zeitschriften, Klebstoff, Filzstifte, Wachskreide, Pinsel, Deckfarbe) in ausreichender Menge bereitgestellt werden, damit die Kinder die Möglichkeit erhalten, ihre schriftlichen Ausführungen mit Abbildung, Zeichnungen o.a. zu illustrieren.

Während der Gruppenarbeit muß von der Lehrerin/dem Lehrer sichergestellt werden, daß die einzelnen Gruppen auch tatsächlich unterschiedliche Vorschläge entwickeln, so daß ein abwechslungsreiches Gesamtprogramm entsteht. Die Gruppen können sich bei ihrer Arbeit am Ernährungs- und Bewegungsverhalten Julias orientieren. Über die formale Anordnung und ästhetische Gestaltung des Tagesprogramms entscheiden die Gruppen selbständig.

Die fertiggestellten Tagesprogramme werden an die Pinnwand geheftet und diskutiert. Dabei wird auf die Gestaltung eingegangen; außerdem wird geprüft, ob die Pläne die vorgegebenen Kriterien (s.o.) erfüllen. Ggf. werden Korrekturen vorgenommen.

4.4 Schwerpunkt: Lebst du eigentlich gesund?

Benötigt werden

- je Kind: 1 Bogen Zeichenkarton DIN A3
- je Kind: 1 Schere, Klebstoff, Filzstifte, Wachskreide, Pinsel, Deckfarben, alte Zeitschriften
- je Kind: 1 Materialbogen M 30.1, M 30.2
- Pinnwand, daran geheftet: Ernährungs- und Bewegungsprogramm für sieben Tage

Vorschläge für unterrichtliches Handeln

Die Ernährungs- und Bewegungsgewohnheiten der Kinder werden besprochen. Dabei sollten diskriminierende Wertungen unterbleiben. Der Akzent des Unterrichtsgespräches sollte auf die Motive und die Faktoren gelegt werden, die die entsprechenden Gewohnheiten vermutlich verursacht haben.

Jedes Kind erhält Gelegenheit, sich ein Ernährungs- und Bewegungsprogramm für einen Tag zusammenzustellen. Als Anregung dient das Ernährungs- und Bewegungsprogramm für Paul, das in den Gruppen erarbeitet worden und an der Pinnwand befestigt ist. Als Sachorientierung erhalten die Kinder die Materialbogen M 30.1, M 30.2. Außerdem wird ihnen das notwendige Arbeitsmaterial für die Gestaltung zur Verfügung gestellt.

Während der Einzelarbeit orientiert sich die Lehrerin/der Lehrer über den Stand der Arbeit und gibt ggf. individuelle Hilfen, um sicherzustellen, daß für jedes Kind ein geeignetes Ernährungs- und Bewegungsprogramm entsteht. Schnell arbeitende Kinder können ein Programm für zwei Tage erstellen.

Die fertiggestellten Ernährungs- und Bewegungsprogramme werden im Unterricht nicht besprochen. Statt dessen empfiehlt die Lehrerin/der Lehrer den Kindern, ihr Programm innerhalb der nächsten drei Tage einmal zu erproben und dann über ihre Erfahrungen zu berichten. Danach sollte ein Austausch der Tagesprogramme untereinander angeregt und gefördert werden.

Erfahrungen aus den unterrichtlichen Erprobungen

Zu Schwerpunkt 4.1:
Ein Tag aus dem Leben von Paul und Julia

Die Materialbogen M 25, M 26, die die Basis für die unterrichtliche Auseinandersetzung mit dem Thema „Ernährung und Bewegung" bilden, wurden in allen Klassen äußerst positiv aufgenommen. Die Kinder stellten zu einzelnen Verhaltensweisen von Paul und Julia Beziehungen zu ihren eigenen Gewohnheiten her und fühlten sich in der Lage, ohne Rechtfertigungsdruck offen auch über eigenes Fehlverhalten zu reden. Unterstützt wurde diese Bereitschaft durch die kontrastierende und typisierende Charakterisierung der beiden Identifikationsfiguren. Offenbar wurden die Kinder gerade dadurch emotional stark angesprochen und zum intensiven Erfahrungsaustausch und zur Problematisierung motiviert. Zum Aufbau einer affektiven Bindung an die beiden Titelpersonen haben auch die Illustrationen wesentlich beigetragen. Sie wurden von den Kindern häufig aus eigenem Antrieb koloriert und ergänzt.

Die Sympathien der Kinder waren immer eindeutig verteilt. Kaum jemand wollte sein wie Paul, fast alle wollten sein wie Julia. In einer 4. Klasse wurden folgende Gründe für die Ablehnung Pauls genannt:

- *ist beim Anziehen zu langsam*
- *träumt vor sich hin*
- *ist träge*
- *ißt und trinkt viel*
- *in Sport wollen ihn seine Mitschüler nicht*
- *gibt unnötig Geld aus*
- *kann nicht Stangen klettern*
- *ist pummelig und dick*
- *ist morgens sehr verschlafen*
- *hat in der Schule keinen Erfolg*

Als Ursachen für die Erfolglosigkeit Pauls wurden angegeben:

- *stopft das Essen in sich hinein*
- *kauft sich immer wieder Süßigkeiten*
- *unternimmt nichts Interessantes*
- *geht nicht an die frische Luft*
- *geht nicht gern zur Schule*
- *bewegt sich wenig*
- *interessiert sich nicht für Bewegungsspiele*

Als Argumente für die Beliebtheit Julias werden angeführt:

- *steht pünktlich auf*
- *hilft beim Tischdecken bzw. -abdecken*
- *treibt viel Sport*
- *wird als erste in die Riege gewählt*
- *macht freiwillig Hausaufgaben*
- *ißt gesunde Sachen*
- *lernt gut in der Schule*
- *ist nicht dick*
- *unterhält sich mit Eltern noch am Abend*
- *hat Freunde*

Für Julias Erfolg machten die Kinder folgende Eigenschaften bzw. Verhaltensweisen verantwortlich:

- *ernährt sich richtig*
- *geht viel an die frische Luft*
- *trainiert regelmäßig*
- *ist ausgeschlafen*
- *macht alles in Ruhe*
- *teilt sich die Zeit gut ein*
- *hat Spaß an der Schule*

Zu Schwerpunkt 4.2: Typisch Paul – typisch Julia

Es hat sich als zweckmäßig erwiesen, bei der Zuordnung der einzelnen Speisen und Getränke zu den Nährstoffgruppen den Kindern ein bestimmtes Verfahren anzubieten: In jedes Feld sollte ein Nahrungsmittel eingetragen und im Feld rechts daneben die Mengenangabe vermerkt werden. Erst nachdem alle Nahrungsmittel in dieser Weise registriert worden sind, sollte mit Hilfe der Arbeitsbogen M 30.1, M 30.2 die Nährstoffgruppenzuordnung erfolgen. Bevor die Kinder selbständig in Gruppen die Zuordnung der Nahrungsmittel zu einzelnen Nährstoffgruppen vornehmen, empfiehlt es sich, das Verfahren im Frontalunterricht an einigen Beispielen zu üben (Tafelanschrift). Zur optischen Hervorhebung der Vielfalt bei Julias und der Einseitigkeit bei Pauls Ernährung können die Eintragungen in Materialbogen M 27.1 bzw. M 28.1, dritte Spalte („Welche Nährstoffe sind vorwiegend enthalten?") mit unterschiedlichen Farben markiert werden, wobei jede Nährstoffgruppe eine andere Farbe erhält. Die abschließende Auswertung der tabellarischen Übersicht bereitete den Gruppen keine Probleme, wie Beispiele aus einer dritten Klasse dokumentieren:

„Paul ernährt sich falsch. Er nimmt fast nur Kohlenhydrate, Fette und Wasser zu sich. Er nimmt nicht alle Nährstoffgruppen zu sich."

„Julia ernährt sich richtig. So bleibt sie schlank und sportlich. Sie kann in der Schule konzentriert arbeiten; ihre Leistungen sind deshalb in allen Fächern gut."

Auch der Zusammenhang zwischen Bewegung, Aussehen und Fitneß wird von den Kindern richtig gesehen:

„Paul bewegt sich nicht viel. Er will keine Bewegung. Ihm ist der Fernseher wichtiger als Freunde. Er ist schlapp und dick."

„Julia hat genug Bewegung. Sie bewegt sich fast den ganzen Tag an der frischen Luft. Sie ist kein Stubenhocker und hat Spaß an Sport und Spiel mit ihren Freundinnen."

Zu Schwerpunkt 4.3: Was sollte Paul anders machen?

Die Ausarbeitung eines Ernährungs- und Bewegungsprogrammes für Paul konnte von allen Klassen problemlos geleistet werden. Beim Bewegungsprogramm schlugen jedoch manche Gruppen so viele sportliche Aktivitäten pro Tag vor, daß die Umsetzung ihrer Vorschläge jedes Kind physisch überfordert hätte und außerdem für andere Aktivitäten kaum noch Zeit geblieben wäre. Mit derartigen Tendenzen zum Übertreiben muß gerechnet werden.

Bei der Darstellung des Bewegungsplanes traten zwei Erscheinungsformen auf. Die Kinder führten tabellenartig mit Zeitangaben lediglich die sportlichen Tätigkeiten an, oder sie gaben eine Beschreibung des gesamten Tagesablaufes, in die sie die sportlichen Aktivitäten integrierten. In beiden Fällen wurden die Ausführungen mit Zeichnungen und ausgeschnittenen Fotos illustriert. Für die Darstellung eines Tagesablaufes wählten die Gruppen häufig als Gestaltungsform den Comic.

Bei der Auswahl der täglichen Speisen und Getränke für das Ernährungsprogramm haben die Gruppen meistens die Kriterien für eine gesunde und abwechslungsreiche Mischkost berücksichtigt. Sie illustrierten ihre Vorschläge mit sehr ansprechenden farbigen Fotos von Speisen und Getränken aus Zeitschriften. Meistens arbeiteten die Kinder Vorschläge für vier oder fünf Mahlzeiten am Tag aus, in einigen Fällen auch für nur drei tägliche Mahlzeiten. Ein Ernährungsverhalten, das fünf Mahlzeiten am Tag vorsieht, ist anzustreben.

Zu Schwerpunkt 4.4: Lebst du eigentlich gesund?

Die meisten Kinder wählten den Sonnabend oder Sonntag aus, für den sie ihren individuellen Ernährungs- und Bewegungsplan entwickelten. Als Gestaltungsmittel wurden wiederum eigene Zeichnungen und Fotos aus Zeitschriften gewählt. Fast alle Kinder hatten in ihren Plänen fünf Mahlzeiten am Tag vorgesehen, die in ihrer Zusammensetzung mit wenigen Ausnahmen den Ansprüchen einer gesunden Ernährung entsprachen. Bei den Vorschlägen für Bewegungstätigkeiten wurden häufig gemeinsame Unternehmungen mit den Eltern genannt wie z.B. Ausflüge, Wanderungen, Schwimmbadbesuche. Ein Kind aus einer 4. Klasse berichtete über folgende Aktivitäten an einem Sonntag:

Fahrt in die Märkische Schweiz
Wanderung zur Wurzelfichte und zurück
Bootsfahrt auf dem See
Toben auf dem Spielplatz – Klettern, Hangeln,
Rennen, Greifen, Schaukeln
Ballspiele mit den Eltern
Federballspiel mit Henry
Fahrt nach Hause

In diesem Beispiel kommt das Bedürfnis vieler Kinder zum Ausdruck, wenigstens am Wochenende familiale Aktivitäten in emotionaler Sicherheit und mit dem Gefühl der Zusammengehörigkeit zu erleben.

Ein ganz normaler Tag für Paul

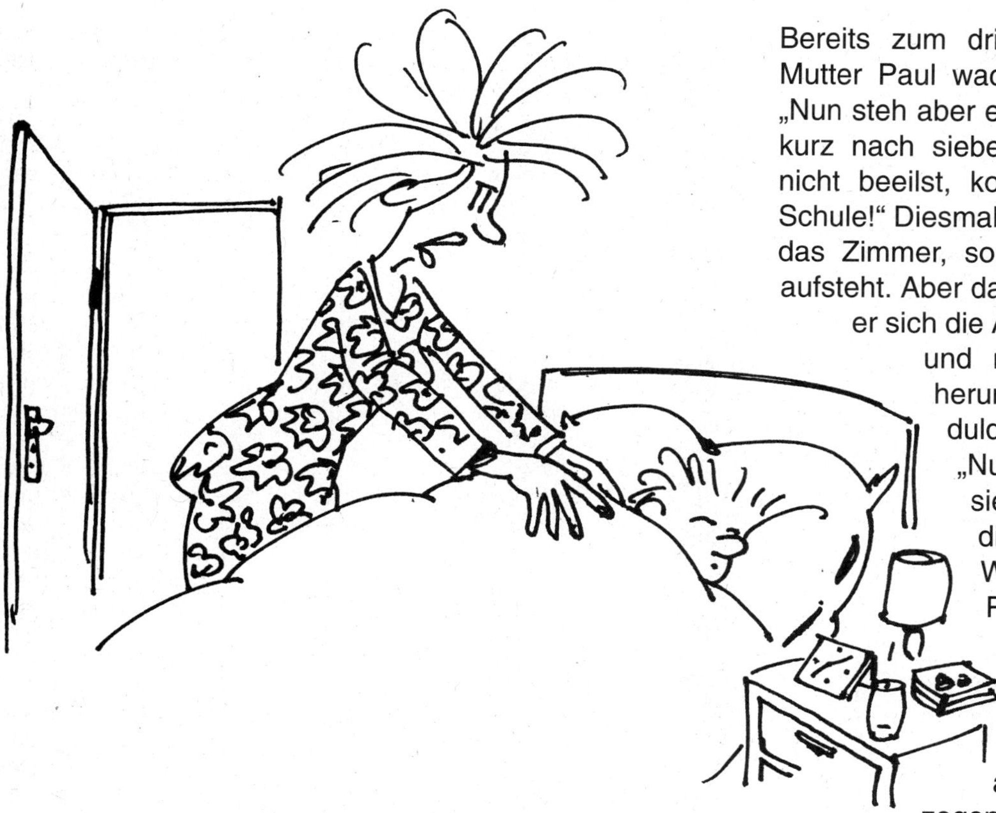

Bereits zum dritten Mal schüttelt die Mutter Paul wach. Energisch sagt sie: „Nun steh aber endlich auf! Es ist schon kurz nach sieben, wenn du dich jetzt nicht beeilst, kommst du zu spät zur Schule!“ Diesmal verläßt die Mutter nicht das Zimmer, sondern wartet, bis Paul aufsteht. Aber das dauert. Schläfrig reibt er sich die Augen, gähnt, reckt sich und rollt sich noch einmal herum. Da ist es mit der Geduld der Mutter zu Ende. „Nun aber raus“, schreit sie und reißt ihrem Sohn die Bettdecke weg. Widerwillig erhebt sich Paul und tappt mürrisch ins Badezimmer. Als er wieder herauskommt, ist es bereits zwanzig vor acht. Als er sich angezogen hat, reicht es nicht mehr zum Frühstücken. Er muß los.

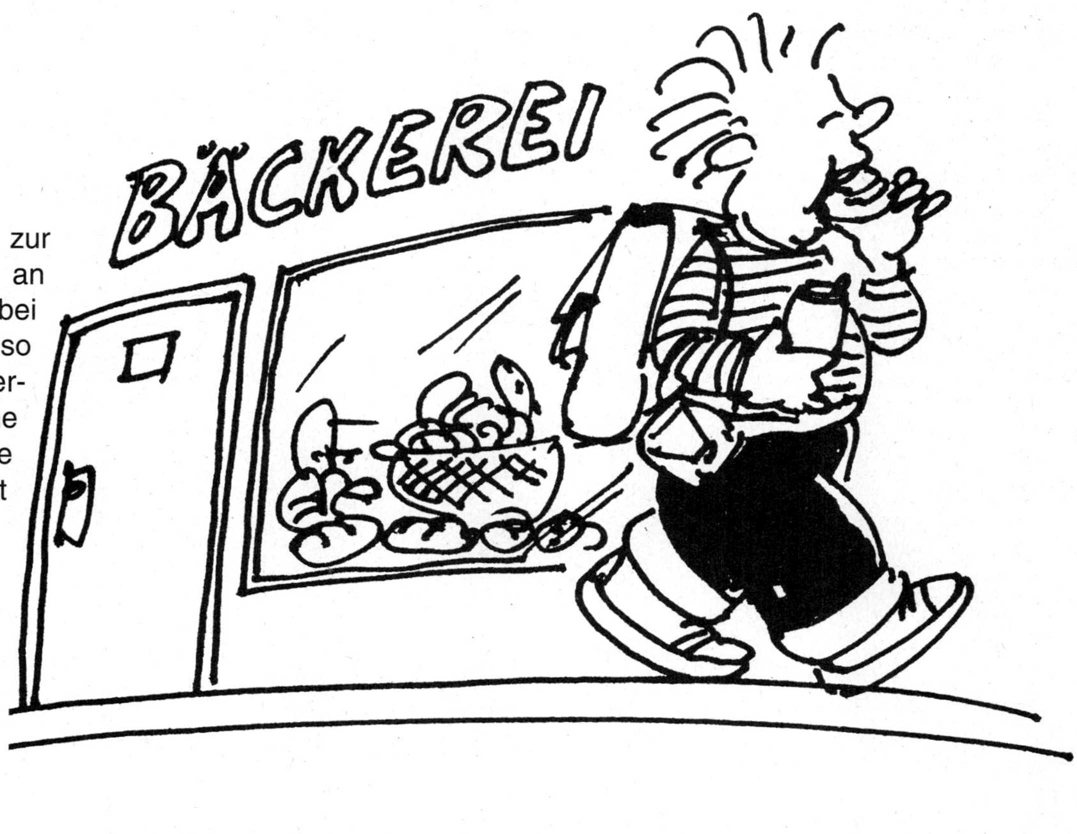

Auf dem Weg zur Schule kommt er an der Bäckerei vorbei und kauft sich – wie so oft – zwei Zuckerschnecken und eine Dose Limonade. Eine Schnecke verzehrt er sofort.

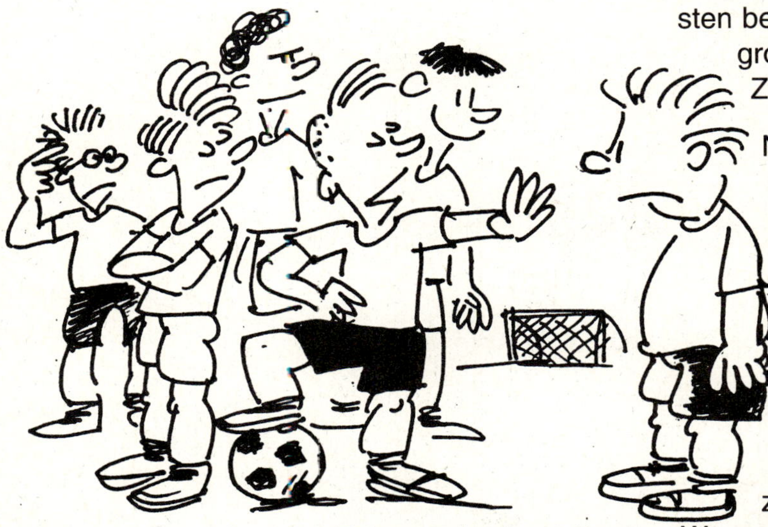

Paul hat es pünktlich zur Schule geschafft. Die ersten beiden Stunden sind vorüber. Es klingelt zur großen Pause. Paul verspeist die andere Zuckerschnecke und trinkt seine Limonade.

Nach der Pause hat Paul zwei Stunden Sport. Am liebsten würde er sich drücken. Hoffentlich steht nicht wieder Stangenklettern auf dem Programm wie beim letzten Mal. Da ist er nämlich als einziger nicht hochgekommen, und alle haben gelacht. Mit gemischten Gefühlen geht Paul in den Sportunterricht. Es werden zwei Riegen für Wettspiele gewählt. Ihn will keiner, und er bleibt bis zuletzt übrig. „Den Dicken nehmen wir nicht. Wenn der in unserer Riege ist, haben wir sowieso gleich verloren“, protestiert Thomas, als Paul zum Schluß seiner Riege zugeordnet wird. Und tatsächlich: Als Paul an der Reihe ist, springt ihm der Ball weg und rollt weit fort. Bevor er ihn schließlich zurückgeholt hat, ist seine Riege in uneinholbaren Rückstand geraten und verliert. Was muß er sich da für Vorwürfe anhören? Beim nächsten Spiel täuscht Paul Schmerzen im Fußgelenk vor und darf aussetzen.

Endlich die letzte Stunde! Träumend schaut Paul aus dem Fenster. Da schreckt ihn die Stimme der Lehrerin hoch. Was will sie von ihm? „Wiederhole doch mal bitte die Frage, Paul“, fordert ihn die Lehrerin mit Nachdruck auf. Er schaut sich hilflos um und schweigt. Die Klasse lacht.

Die Schule ist aus. Hungrig geht Paul zum Schnellimbiß, bestellt sich eine Bratwurst mit Pommes frites und Mayonnaise und verschlingt alles in Windeseile. Dann noch einen Becher Cola. Das war wieder ein prima Mittagessen.

Als Paul zu Hause ist, schaltet er sofort das Fernsehgerät ein. Nach einiger Zeit steht er auf, öffnet eine Dose gesalzener Erdnüsse, reißt eine Tüte Kartoffelchips auf und langt beim Fernsehen immer eifrig zu. Schon bald ist alles leer. Seinen Durst löscht er mit zwei Gläsern Limonade.

Schließlich kommt Pauls Mutter von der Arbeit nach Hause und bringt für beide eine Pizza mit. Zum Nachtisch gibt es Schokoladenpudding. Nach dem Essen greift Paul sich ein Glas Limonade, geht zum Fernseher und sieht sich ein Video an. Die Frage seiner Mutter nach den Hausaufgaben überhört er bewußt. Aber es hilft nichts: Die Mutter besteht darauf, daß Paul unverzüglich seine Hausaufgaben erledigt. Lustlos macht er sich an die Arbeit.

Den Rest des Abends sitzt Paul mit seiner Mutter vor dem Fernseher. Nebenbei ißt er noch zwei Schokoriegel. Irgendwann schläft Paul beim Fernsehen ein, und seine Mutter hat Mühe, ihn ins Bett zu bekommen.

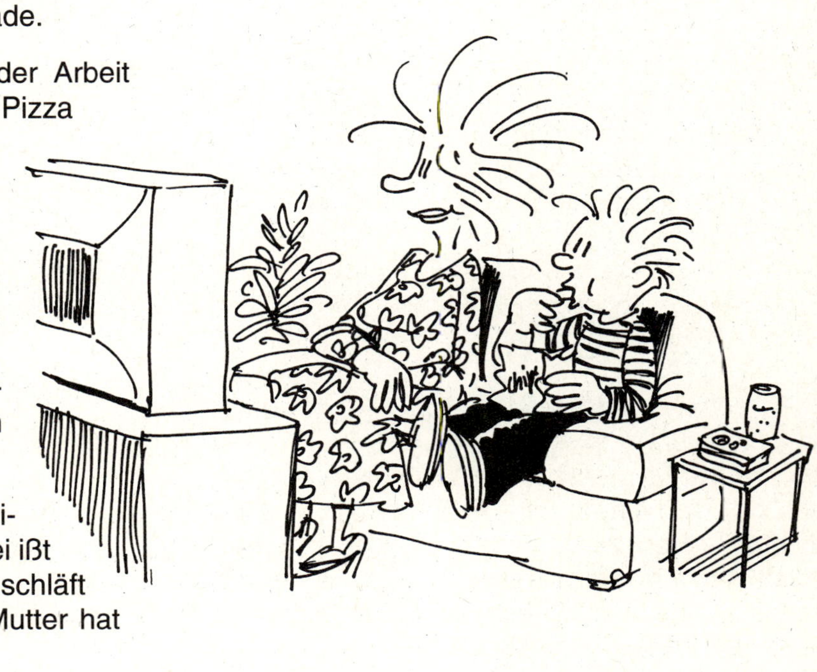

Ein ganz normaler Tag für Julia

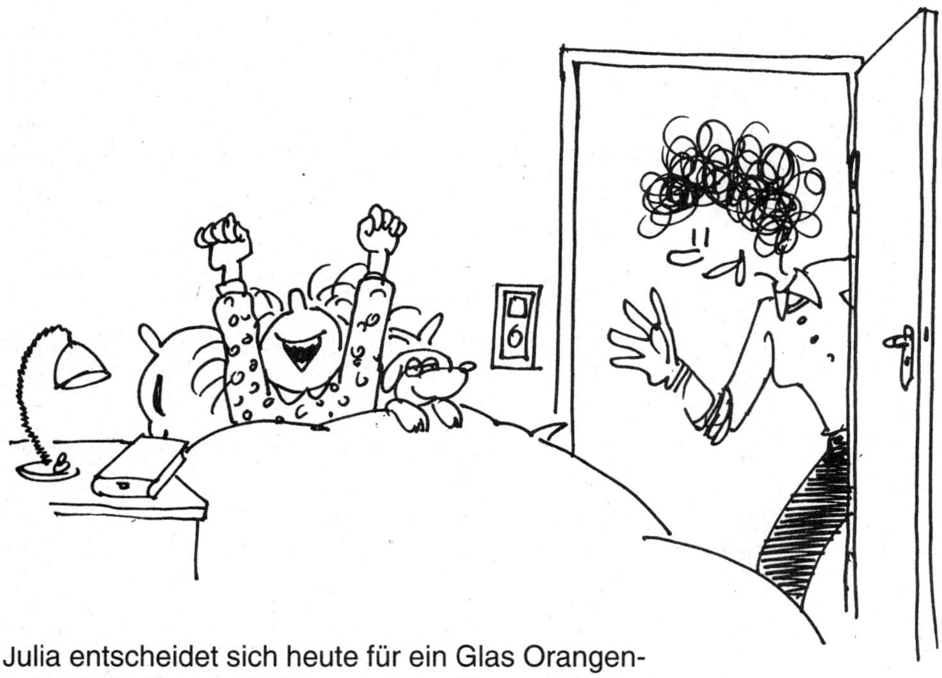

6.30 Uhr. Julia ist bereits seit zehn Minuten wach. Als ihre Mutter ins Zimmer tritt, um sie zu wecken, springt sie ausgeschlafen aus dem Bett und eilt ins Badezimmer. Nach dem Duschen kleidet sie sich in Ruhe an und setzt sich gegen 7.00 Uhr gutgelaunt an den bereits gedeckten Tisch, um zusammen mit ihren Eltern zu frühstücken.

Julia entscheidet sich heute für ein Glas Orangensaft, ein Vollkornbrötchen, das sie dünn mit Butter bestreicht. Die eine Hälfte belegt sie mit einer Scheibe Wurst, auf die andere streicht sie zwei Löffel Kräuterquark. Sie zerdrückt in einem Schälchen mit Joghurt eine halbe Banane und verspeist alles genüßlich. Anschließend macht sie sich ihr Schulbrot zurecht: eine Scheibe Vollkornbrot, dünn mit Butter bestrichen, darauf drei Scheiben Gurken und eine Scheibe gekochten Schinken. Sie wickelt alles sorgfältig ein und packt ihr Brot zusammen mit einer Birne in eine Frischhaltedose.

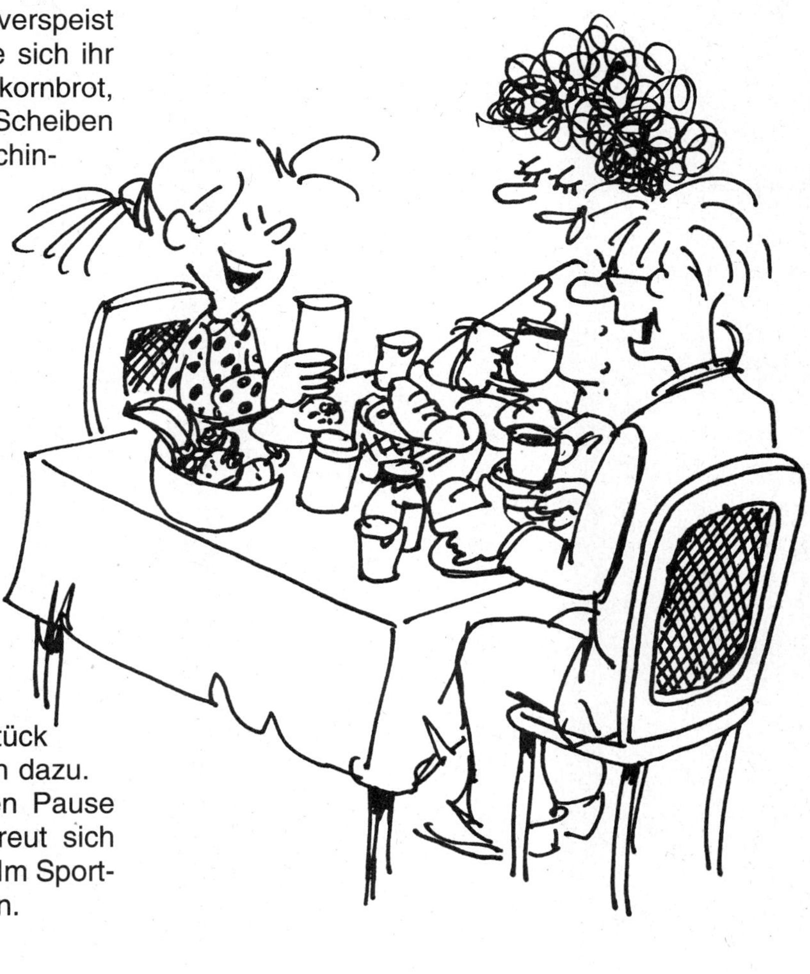

Nach dem Zähneputzen macht Julia sich auf den Weg zur Schule. Inzwischen ist es 7.30 Uhr. Sie benötigt mit dem Fahrrad eine Viertelstunde, wenn sie Gegenwind hat, sogar fünf Minuten länger. Zehn vor acht ist sie in ihrer Klasse und hat noch genügend Zeit, sich mit ihren Freundinnen zu unterhalten, bevor der Unterricht beginnt.

Die ersten beiden Stunden gehen schnell vorüber. In der großen Pause verzehrt Julia ihr mitgebrachtes Schulfrühstück und holt sich einen Viertelliter Schulmilch dazu. In den letzten zehn Minuten der großen Pause spielt sie mit ihren Freundinnen und freut sich schon auf die beiden nächsten Stunden. Im Sportunterricht zählt sie nämlich zu den Besten.

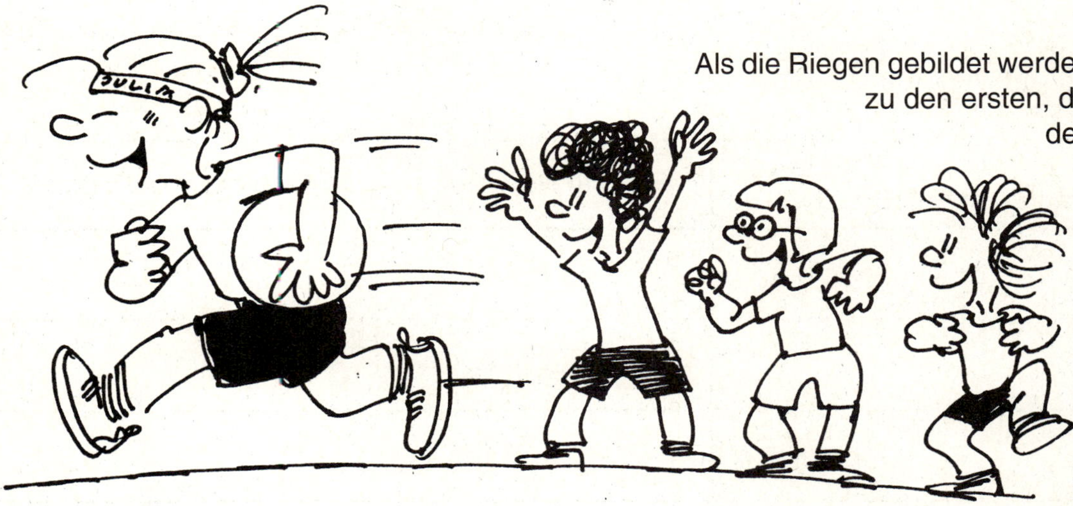

Als die Riegen gebildet werden, gehört sie gleich zu den ersten, die ausgewählt werden. Im Wettspiel wird sie von ihrer Riege lautstark angefeuert und kann einen Vorsprung herausholen. Nach dem Sportunterricht bereitet Julia auch die letzte Stunde keine Mühe. Sie arbeitet konzentriert mit und wird von der Lehrerin gelobt. Beim Gruppenunterricht möchten viele mit ihr zusammen eine Gruppe bilden.

Heute ist Julia bei ihrer Schulfreundin Anna zum Mittagessen eingeladen. Sie ißt eine Scheibe Fisch, drei Kartoffeln und eine Portion grünen Salat. Als Nachspeise nimmt sie ein Schälchen Quark mit drei Stücken frischer Ananas. Zum Trinken bekommen die Kinder Apfelsaft, den sie zur Hälfte mit Mineralwasser mischen. Julia trinkt zwei Gläser.

Nach dem Essen ziehen sich die Mädchen in Annas Zimmer zum Ausruhen zurück. Anschließend erledigen sie gemeinsam die Hausaufgaben. Dann muß Julia aber auch schon aufbrechen, denn um 17.00 Uhr hat sie Hockeytraining. Jeden Dienstag und Donnerstag ist sie für eine Stunde auf dem Sportplatz. Sonntags hat sie häufig ein Spiel.

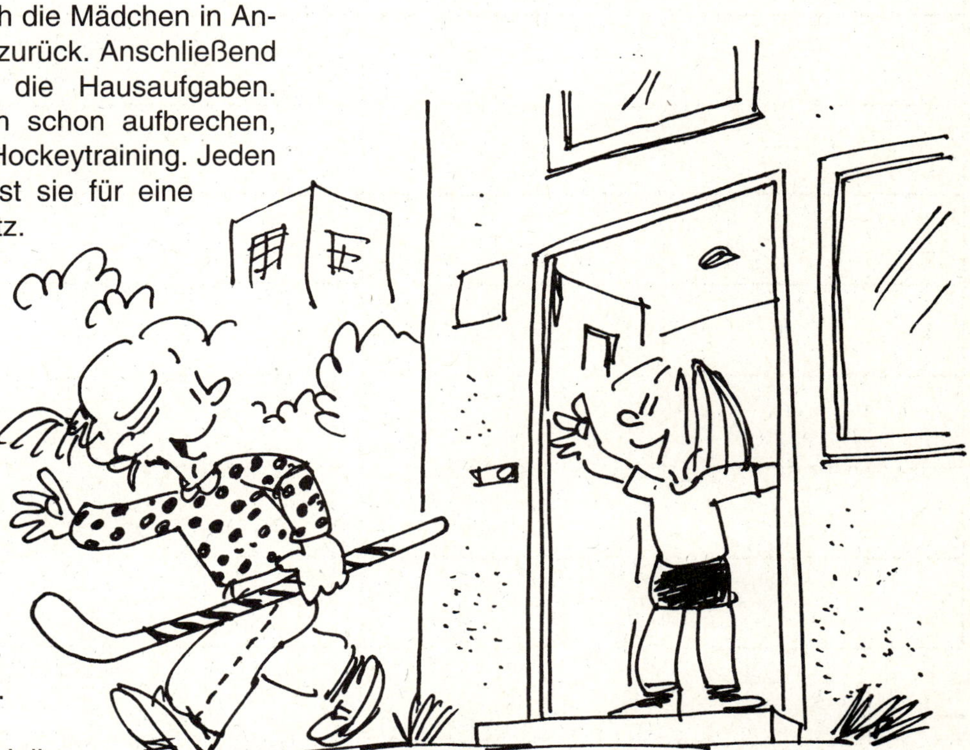

Um 18.30 Uhr ist Julia vom Training zurück. Sie ist hungrig und durstig. Zum gemeinsamen Abendessen trinkt sie drei Becher Früchtetee und ißt fünf Radieschen sowie eine Scheibe Vollkornbrot, bestrichen mit Butter und belegt mit zwei Scheiben Käse.

Nach dem Abendessen hilft Julia beim Abräumen. Dann setzen sich alle zusammen und erzählen, was sie tagsüber erlebt haben. Gegen 21.00 Uhr geht sie ins Bett, liest noch ein wenig und schläft schnell ein.

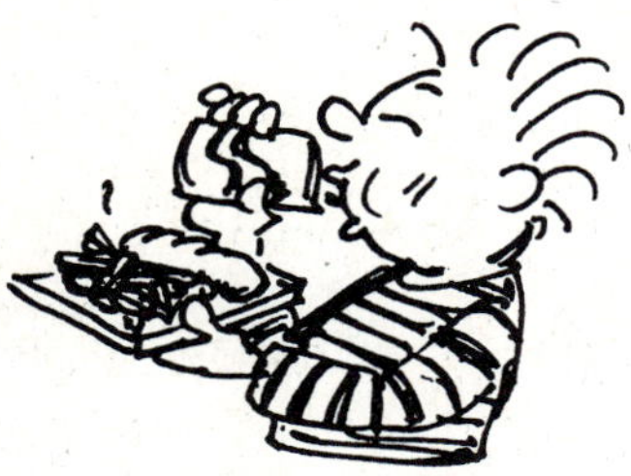

Typisch Paul (I)

Was ißt und trinkt Paul alles an einem Tag?

Wie heißt die Speise / das Getränk	Um welche Menge handelt es sich?	Welche Nährstoffe sind vorwiegend enthalten?

Ernährt sich Paul richtig oder falsch? Begründe bitte deine Ansicht!

____

____

____

M 27.2

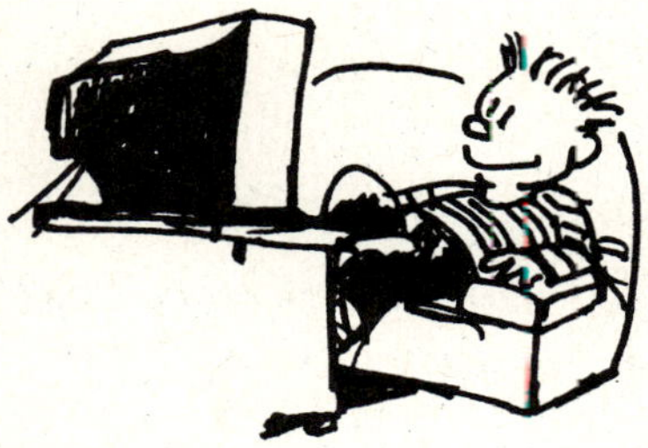

Typisch Paul (II)

Womit beschäftigt sich Paul in seiner Freizeit?

Was haltet ihr davon, wie Paul den Tag verbringt?

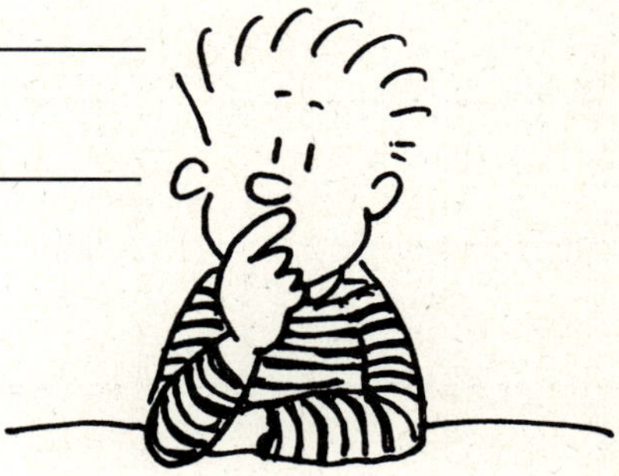

Was sollte Paul in seinem Leben ändern?

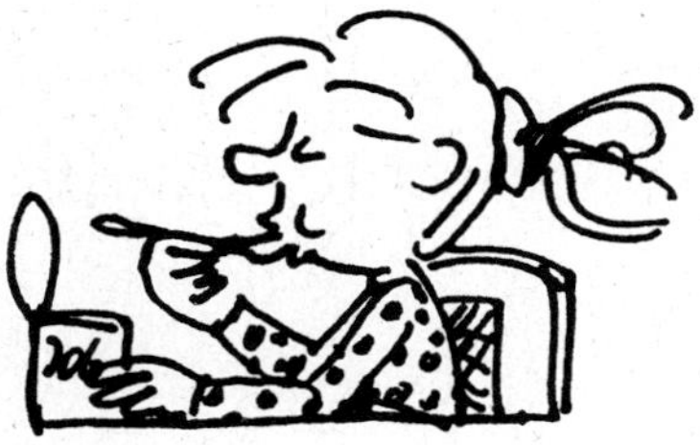

Typisch Julia (I)

Was ißt und trinkt Julia alles an einem Tag?

Wie heißt die Speise / das Getränk	Um welche Menge handelt es sich?	Welche Nährstoffe sind vorwiegend enthalten?

Ernährt sich Julia richtig oder falsch? Begründe bitte deine Ansicht!

___

___

___

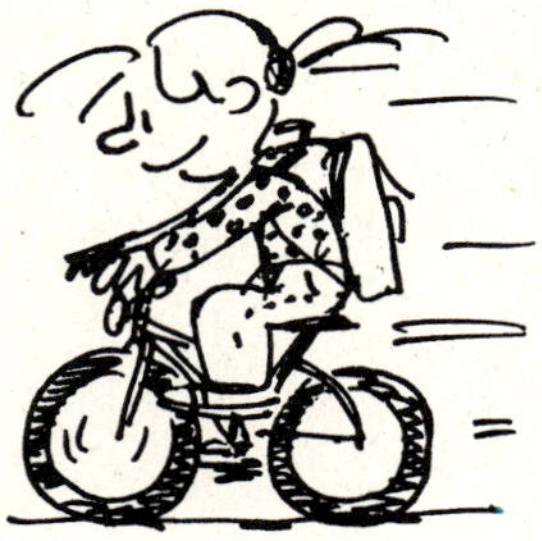

Typisch Julia (II)

Womit beschäftigt sich Julia in ihrer Freizeit?

Was haltet ihr davon, wie Julia den Tag verbringt?

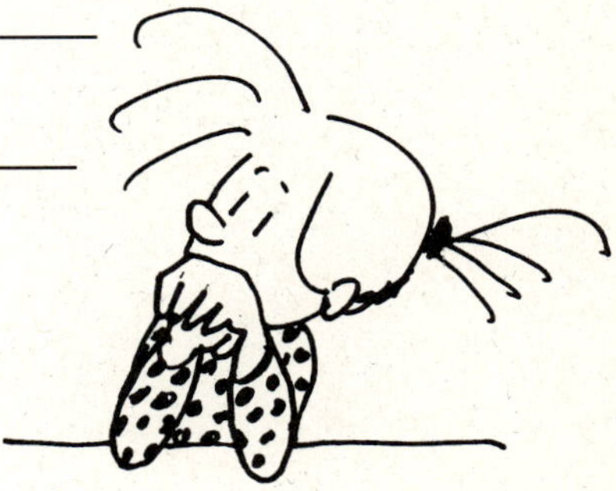

Was sollte Julia in ihrem Leben ändern?

Ernährungskreis

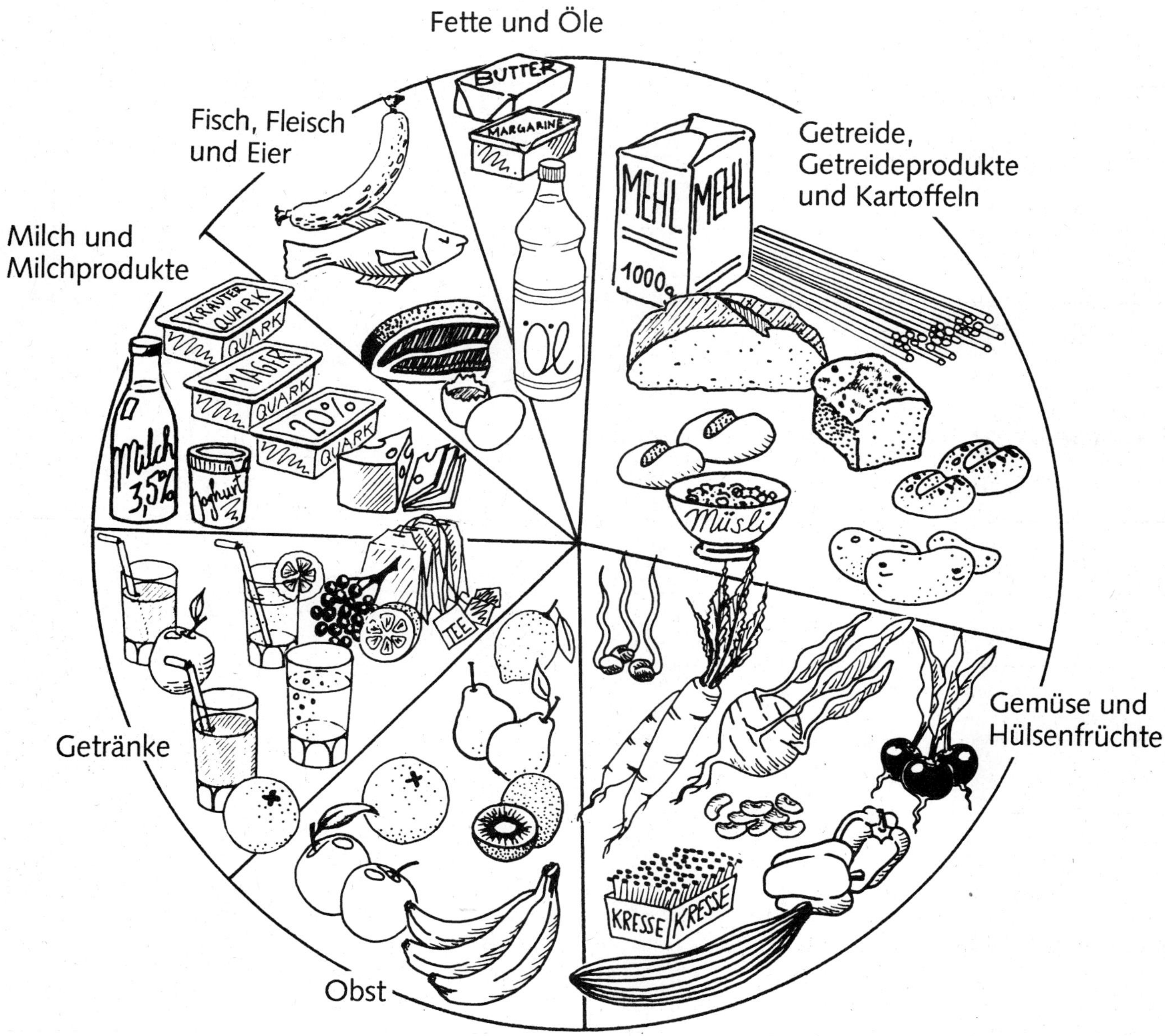

Nahrungsmittel und Nährstoffgruppen I

Dieser Tabelle kannst du entnehmen, welche Nährstoffe hauptsächlich in Nahrungsmitteln vorkommen.
Als Kennzeichen wird ● verwendet.

Nahrungsmittel	Nährstoffgruppe						
	Fette	Kohlenhydrate	Wasser	Eiweiß	Mineralstoffe	Vitamine	Ballaststoffe
Ananas						●	
Apfel						●	●
Apfelsaft			●			●	
Apfelsine						●	●
Banane					●	●	
Birne						●	●
Blattsalat					●	●	
Bratkartoffeln		●					
Bratwurst	●			●			
Brötchen aus Roggenmehl		●					●
Brötchen aus Weizenmehl		●					●
Butter	●						
Champignons, frisch				●	●		
Cola		●	●				
Cracker	●	●			●		
Dill						●	
Ei				●			
Erdnüsse, gesalzen	●				●		
Fisch				●	●		
Früchtetee			●				
Gemüsesaft			●			●	
Grapefruit, Pampelmuse						●	●
Gurke					●	●	
Haselnüsse	●				●		
Hörnchennudeln		●					
Joghurt				●		●	
Johannisbeeren							●
Kakao (Getränk)				●			
Kartoffelchips	●	●					
Kartoffelgratin		●		●			
Kartoffelklöße		●					
Kartoffeln		●					
Kartoffelpuffer / Reibekuchen	●	●					
Kartoffelsalat		●					
Kartoffelsuppe		●					
Käse				●			
Kichererbsen				●			
Kirschen						●	
Kohlrabi					●	●	
Kräuterquark				●			
Limonade (mit Zucker gesüßt)		●	●				

Nahrungsmittel und Nährstoffgruppen II

Nahrungsmittel	Nährstoffgruppe						
	Fette	Kohlen-hydrate	Wasser	Eiweiß	Mineral-stoffe	Vitamine	Ballast-stoffe
Linsen				●			
Linsensprossen				●	●		
Mandeln	●				●		
Mayonnaise	●						
Mineralwasser			●				
Mohrrüben					●	●	
Nudelsalat		●					
Öl	●						
Orangensaft			●			●	
Paprikaschote					●	●	
Petersilie					●	●	
Pfirsich						●	
Pizza	●	●					
Pommes frites	●	●					
Quarkspeise, gesüßt		●		●			
Quarkspeise, pikant				●			
Radieschen					●	●	
Rettich					●	●	
Rettichsamen							●
Rettichsprossen					●	●	
Rosinen		●					
Schinken, gekocht				●			
Schnittlauch					●	●	
Schokoladenpudding		●		●			
Schokoriegel	●	●					
Speck, mager	●						
Sojasprossen				●	●		
Suppengrün					●	●	
Tomaten					●	●	
Trauben					●	●	
Vanillezucker		●					
Vollkornbrot		●					●
Vollkornbrötchen		●					●
Vollmilch				●	●		
Weizensprossen		●			●		
Wurst	●			●			
Würstchen	●			●			
Zitrone						●	
Zucker		●					
Zuckerschnecke		●					
Zwiebeln					●		●

4. Literaturnachweis

4.1 Literatur zu Kapitel 1: Einführung

HAUG, CH. V.: Gesundheitsbildung im Wandel. Bad Heilbrunn 1991.
JOOSTEN, B.: Konzepte zum Erlernen und Fördern gesunder Ernährung. In: B. PRIEBE U A. (Hg.), „Gesunde Schule". Gesundheitserziehung, Gesundheitsförderung, Schulentwicklung. Weinheim/Basel 1993, 228–149.
SCHNEIDER, V.: Entwicklungen, Konzepte und Aufgaben schulischer Gesundheitsförderung. In: B. PRIEBE U.A. (Hg.), a.a.O. 1993, 39–72.
KOTTMANN, L. U.A.: Bewegung, Spiel und Sport als Bausteine einer „Gesunden Schule". In: : B. PRIEBE, U.A. (Hg.), a.a.O. 1993, 250–266.
G. PFAFF U.A. (Hg.): Gesundheitsförderung in Schulen. Ergebnisse einer Umfrage. Bonn 1992.
SEKRETARIAT DER STÄNDIGEN KONFERENZ DER KULTUSMINISTER DER LÄNDER DER BUNDESREPUBLIK DEUTSCHLAND, Bericht der Kultusministerkonferenz: Zur Situation der Gesundheitserziehung in der Schule. Bonn 1992.
SOESTER THESEN UND LEITLINIEN ZUR GESUNDHEITSERZIEHUNG UND GESUNDHEITSFÖRDERUNG IN SCHULEN. In: B. PRIEBE, U.A. (Hg.), a.a.O. 1993, 145–151.

4.2 Literatur zu Kapitel 2: Richtige Ernährung und Nährstoffgruppen

AID-Verbraucherdienst: Jeden Tag gesund und vernünftig essen. Faltblatt-Nr.: 2015, Bonn 1992.
DGE: Empfehlungen für die Nährstoffzufuhr; 5. Überarbeitung, Umschau Verlag, Frankfurt a.M. 1991.
FRÖLEKE, H., GÜNSTER, K.-H.: Alters- und leistungsabhängige Ernährung, – Soll und Ist –. 2. Auflage, Schneider Verlag, Hohengehren, 1990.
DE GROOT-BÖHLHOFF, H. U.A.: Ernährungswissenschaft. Verlag Europa Lehrmittel, Haan-Gruiten, 1990.
SCHLIEPER, C.A.: Grundfragen der Ernährung. 10. Auflage, Verlag Felix Büchner, Hamburg 1990.

4.3 Literatur zu den acht Themenbereichen

4.31 „Lieblingsspeisen aus Quark"
AID-Verbraucherdienst-Warenkunde: Käse; Heft-Nr.: 1090, Bonn 1991.
AID-Verbraucherdienst: Calcium; Heft-Nr.: 3261, Bonn 1994.
AID-Verbraucheraufklärung: Fettgehalt von „Light-Käse"; Bonn, August 1992.
DGE: Ernährungsbericht 1992, Umschau Verlag, Frankfurt am Main 1992.
MICHELS, P., LEITZMANN, C.: Osteoporose – nicht nur ein Problem der Calciumaufnahme. In: AID-Verbraucherdienst, 37. Jahrgang, Heft 2, Bonn 1992.
VOLLMER, G. U.A.: Lebensmittelführer; Bd. 2, Thieme Verlag, Stuttgart 1990.

4.32 „Keime und Sprossen"
AID-Verbraucherdienst: Keimlinge; Heft-Nr.: 1007, Bonn 1993.
BISCHOFF, T.: Die Verwandlungskünstler: Keimlinge und Sprossen; in: UGB-Forum 4, Gießen 1993.
DOHMEN, B.: Ernährungsphysiologischer Wert von Keimlingen; in: Ernährungsumschau 7, Frankfurt am Main 1987.
HARTMUTH-HOENE, A.E.: Nährwert und mikrobielle Belastung von Keimlingen aus Mungobohnen und Weizen; in: Ernährungsumschau 10, Frankfurt am Main 1988.

4.33 „Schmackhafte Getränke ohne Zuckerzusatz"
AID-Verbraucherdienst-Warenkunde: Zucker, Sirupe, Honig, Zuckeraustauschstoffe, Süßstoffe; Heft-Nr.: 1157, 5. Auflage, Bonn 1993.
BIERMANN, C.: Süßstoffe – Eigenschaften und Einsatzmöglichkeiten. In: Ernährungsumschau 8, Frankfurt am Main 1989.
DGE: Süßen mit Honig. In: DGE-Info-Dienst, – Beratungspraxis–, Frankfurt am Main, Dezember 1990.
DGE: Empfehlungen für die Nährstoffzufuhr; 5. Überarbeitung, Umschau Verlag, Frankfurt am Main 1991.
ELMADFA, I. und C. LEITZMANN: Ernährung des Menschen. Verlag Eugen Ulmer, Stuttgart 1990.
OBERRITTER, H.: Erfreuliche Tendenzen; In: DGE-Info-Dienst, Frankfurt am Main, Mai 1993.
VOLLMER, G. et. al.: Lebensmittelführer, Bd. 2; Thieme Verlag, Stuttgart 1990.

4.34 „Ein Rohkostbuffet"
DGE: Empfehlungen für die Nährstoffzufuhr, 5. Überarbeitung; Umschau Verlag, Frankfurt am Main 1991.
DGE: Höchstmengen für Nitrat in Spinat. In: DGE-Info-Dienst, Frankfurt am Main, Dezember 1993.
FORSCHUNGSINSTITUT FÜR KINDERERNÄHRUNG: Empfehlungen für die Ernährung von Klein- und Schulkindern, Dortmund 1993.
OBERRITTER, H.: Täglich Rohkost und Obst gegen Erkältungen. In: DGE-Info-Dienst, Frankfurt am Main, Dezember 1993.
SCHLIEPER, C.A.: Ernährung heute. Verlag Dr. Felix Büchner, Hamburg 1993.
VOLLMER, G. U.A.: Lebensmittelführer, Bd. 1; Thieme Verlag, Stuttgart 1990.
WIRTHS, W.: Die Kleine Nährwerttabelle der Deutschen Gesellschaft für Ernährung e.V., 36. Auflage. Umschau Verlag, Frankfurt am Main 1993.

4.35 „Brötchen aus Weiß- und Vollkornmehl
AID-Verbraucherdienst, 32. Jahrgang, Heft 9, Bonn 1987.
AID-Verbraucherdienst informiert: Mehl und Brot, Heft Nr. 2001; Bonn 1993.
BECKER, H.G.: Die Bedeutung von Getreide und Brot für die menschliche Ernährung. In: AID-Verbraucherdienst-Warenkunde: Brot. Heft-Nr. 1004, Bonn 1993.
BECKER, H.G.: Gebäcke aus vollem Korn. In: Allgemeine Bäckerzeitung, Nr. 37, September 1993.
GETREIDE-, MARKT- UND ERNÄHRUNGSFORSCHUNG: Fachpresse-Informationen vom 12. 8. 1993.

TEXTSAMMLUNG „LEBENSMITTELRECHT“: Richtlinie für Brot und Kleingebäck. Behr's Verlag, Stand 1994.
MEISSNER, K.: Unsere Ernährung – Brot. Lehrerinformation und Materialangebot zur Schulfernsehreihe „Unsere Ernährung“. Colloquium, Berlin 1984.
MEISSNER, K.: Brot backen. Cornelsen, Berlin 1989.

4.36 „Milchgetränke“

DGE: Empfehlungen für die Nährstoffzufuhr, 5. Überarbeitung; Umschau Verlag, Frankfurt am Main. 1991.
LESCHIK-BONNET, E.: Milch – Ein (un)nötiges Lebensmittel? In: DGE-Info-Dienst, Frankfurt am Main, Oktober 1991.
VOLLMER, G. U.A.: Lebensmittelführer, Bd. 2; Thieme Verlag, Stuttgart 1990.
WIRTHS, W.: Lebensmittel in ernährungsphysiologischer Bedeutung; Verlag F. Schöningh (UTB), Paderborn 1977.

4.37 „Unser Kartoffelfest“

AID-Verbraucherdienst-Warenkunde: Speisekartoffeln. Heft-Nr.: 1003, Bonn 1992.
AID-Informationen, Pressedienst, Nr. 15. Bonn 1993.
Das Große Lebensmittel-Lexikon. Umschau Verlag, Fankfurt am Main 1985.
GOETZ, R.: Naturkost – ein praktischer Warenführer –, Bd. 1. Pala-Verlag, Schaafheim 1991.
MOZER, H.: Die Kartoffel – eine köstliche Knolle. Cornelsen, Berlin 1989.
SCHICK, R. und M. KLINKOWSKI: Die Kartoffel, Bd. 1. VEB – Deutscher Landwirtschaftsverlag, Berlin 1961.
VOLLMER, G. U.A.: Lebensmittelführer, Bd. 1. Thieme Verlag, Stuttgart 1990.

4.38 „Ernährung und Bewegung“

AID-Verbraucherdienst: Wieviel Energie braucht der Mensch? Heft-Nr. 1235. Bonn 1992.
DGE: Empfehlungen für die Nährstoffzufuhr. Umschau Verlag, Frankfurt am Main 1991.
DE GROOT-BÖHLHOFF, H. U.A.: Ernährungswissenschaft. Verlag Europa Lehrmittel, Haan-Gruiten 1990.
HOLTMEIER, H.J.: Gesunde Ernährung von Kindern und Jugendlichen. Thieme-Verlag, Stuttgart 1986.
SCHLIEPER, C.A.: Grundfragen der Ernährung. Verlag Dr. Felix Büchner. Hamburg 1990.
MÜLLER, B.: Fangspiele. Pädagogisches Zentrum, Berlin 1993.
PODLESNY, M.: „Kleine Spiele“. Berliner Institut für Lehrerfort- und -weiterbildung und Schulentwicklung, Berlin 1994.

5. Medien

5.1 Unterrichtsmaterialien

Bundeszentrale für gesundheitliche Aufklärung (BZgA), Postfach 91 01 52, 51071 Köln:

Noack, K.-A., Kollehn, K., Schill, W.: Thema: Naschen. Unterrichtsmaterialien für die Grundschule (1.–4. Klasse). Schriftenreihe Gesundheitserziehung und Schule, herausgegeben von der BZgA, Ernst Klett Schulbuchverlag, Stuttgart 1990.

Aust, S., Hicke, F.: Schulfrühstück. Materialien für die Grundschule (1.–4. Klasse). Schriftenreihe Gesundheitserziehung und Schule, herausgegeben von der BZgA, Ernst Klett Schulbuchverlag, Stuttgart 1993.

Die Materialien „Thema: Naschen" und „Schulfrühstück" sind für Lehrerinnen und Lehrer bestimmt. Sie können in Einzelexemplaren von der BZgA (Referat: Schulische Gesundheitserziehung) kostenlos bezogen werden.

Gesundes Schulfrühstück, Medienpaket mit den Filmen:
- Weil da noch andere Kinder sind (VHS)
- Augustas Einladung (VHS)

Verleih: Landesbildstellen, Landesfilmdienste, evangelische und katholische Medienzentralen, Filmbegleitheft: BZgA

Ministerium für ländlichen Raum, Ernährung, Landwirtschaft und Forsten Baden-Württemberg (Hg.), Kernerplatz 10, 70182 Stuttgart, Arbeitsmappe „Ernährungserziehung in der Grundschule" (Dez. 1990).

Wissenschaftliches Institut für Schulpraxis (Hg.), Am Weidedamm 20, 28215 Bremen: Fischer, B., Thal, J., Wege zu einem gesunden Schulfrühstück, 1991.

Behörde für Schule, Jugend und Berufsbildung der Freien und Hansestadt Hamburg, Amt für Schule (Hg.): Gemeinsames Pausenfrühstück im Klassenraum. Informationen, Anregungen und Materialien für die Grundschule, 3., überarbeitete Auflage 1994.

Hamburgische Landesvereinigung für Gesundheitserziehung e.V., Fuhlsbütteler Str. 401, 22309 Hamburg: Faltblatt „Frühstück und Schulfrühstück".

Hessische Arbeitsgemeinschaft für Gesundheitserziehung e.V. (Hg.), Heinrich-Heine-Str. 44–46, 35039 Marburg: Gesunde Ernährung. Unterrichtshilfen für Kinder im Grundschulalter, 1992.

Hessisches Institut für Lehrerbildung (Hg.), Reinhardswaldschule, 34233 Fuldatal: Vollwerternährung in der Schule (Klassen 1–6). Ergebnisse regionaler Lehrerfortbildung, 1990.

Landesvereinigung der Milchwirtschaft Niedersachsen e.V., Seelhorststr. 4, 30175 Hannover, und Ammerländer Heerstraße 121, 26129 Oldenburg: Aktion „Gemeinsam schmausen in den Pausen" 1992/93. Der Lebensmittelkreis (Poster und Informationsblatt für Lehrer und Eltern von Grundschulkindern).

Institut für Dokumentation und Information, Sozialmedizin und öffentliches Gesundheitswesen (DIS/Hg.), Westerfeldstraße 35–37, 33611 Bielefeld: Schulfrühstück macht Spaß. Erfahrungen, Anregungen und Hilfen für die Durchführung von Projekten zur Ernährungserziehung in der Grundschule mit Nachweisen über geeignete Materialien und Medien. 2., überarbeitete Auflage, Bielefeld 1991 (Nachdruck bei der BZgA erhältlich)

Landesvereinigung der Milchwirtschaft NRW e.V., An der Piwipp 68, 40468 Düsseldorf: Milch-Frühstücksmappe. Unterrichtsentwürfe mit OH-Folien und Arbeitsbögen für das 4. bis 6. Schuljahr.

Weitere Medien zum Thema „Milch":

Ministerium für Landwirtschaft, Weinbau und Forsten in Rheinland-Pfalz und Landeszentrale für Gesundheitsförderung in Rheinland-Pfalz e.V., Karmeliterplatz 3, 55116 Mainz: Faltblatt „Frühstück mit Biß", Ernährung von Kindern und Jugendlichen in Schule und Familie, 3., aktualisierte Auflage, Oktober 1991.

Die Ministerin für Bildung, Wissenschaft, Kultur und Sport des Landes Schleswig-Holstein (Hg.), Düsternbrooker Weg 64, 24105 Kiel: Gesünder essen in der Schule (Broschüre), 3., erweiterte Auflage 1991.

5.2 Schriften der Bundeszentrale für gesundheitliche Aufklärung

Wenn der Hefeteig spazieren geht ... und andere Geschichten übers Essen. Zielgruppe: Kinder im Alter von 4–7 Jahren (BZgA und Arbeitsgemeinschaft Hauswirtschaft)

iss was? Ein Magazin für Kinder. Zielgruppe: Kinder im Alter von 8–12 Jahren (BZgA und deutsche Gesellschaft für Ernährung)

Ernährungstips (Loseblattsammlung)

Ess-Geschichten (Broschüre)

Die oben angeführten Schriften sind kostenlos erhältlich bei:

BZgA
51101 Köln

5.3 Die „Reisende Frühstücksbar" der Bundeszentrale für gesundheitliche Aufklärung

Um Kindern und Lehrerinnen/Lehrern Gelegenheit zu geben, auszuprobieren, wie gut gesundes Essen schmeckt, hat die Bundeszentrale für gesundheitliche Aufklärung (BZgA) eine „Reisende Frühstücksbar" bauen lassen. Mit ihr wirbt die BZgA für die Behandlung des Themas „Ernährung" im Unterricht. Die „Reisende Frühstücksbar" kann für Schulaktionen und Projektwochen kostenlos zur Verfügung gestellt werden und sollte möglichst als Attraktion in diese Projektwochen zur gesunden Ernährung eingebunden sein. In der „Reisenden Frühstücksbar" wird alles angeboten, was den Kindern schmeckt und was für ein zweites Frühstück in der Schule gut ist. Von den Müsli-Zutaten bis zu Rohgemüse reicht das Angebot. Milch, Tees und Säfte regen zu Mixversuchen an. Ausprobieren, was schmeckt – das ist das Hauptziel dieses mit einer poppig-pinken Plane „verkleideten" Frühstückswagens. Schulen, vor allem Grundschulen, die sich mit dem

Thema „Ernährung“ beschäftigen, können den Wagen anfordern. Lebensmittel und Betreuung können für den Wagen nicht zur Verfügung gestellt werden, lediglich Trink- und Müslibecher. Für den Einsatz und die Bedienung gibt es eine Handreichung. Informationen können unter dem Stichwort „Infoset 'Reisende Frühstücksbar' „ angefordert werden:

Bundeszentrale für gesundheitliche Aufklärung
– Ernährungsreferat –
Postfach 91 01 52
51071 Köln

Notizen

Notizen

Notizen